Sunil Mangal
Meenu Mangal

Revoluções da cerâmica: Inovações e Aplicações na Odontologia Moderna

Sunil Mangal
Meenu Mangal

Revoluções da cerâmica: Inovações e Aplicações na Odontologia Moderna

ScienciaScripts

Imprint

Any brand names and product names mentioned in this book are subject to trademark, brand or patent protection and are trademarks or registered trademarks of their respective holders. The use of brand names, product names, common names, trade names, product descriptions etc. even without a particular marking in this work is in no way to be construed to mean that such names may be regarded as unrestricted in respect of trademark and brand protection legislation and could thus be used by anyone.

Cover image: www.ingimage.com

This book is a translation from the original published under ISBN 978-620-6-73973-9.

Publisher:
Sciencia Scripts
is a trademark of
Dodo Books Indian Ocean Ltd. and OmniScriptum S.R.L publishing group

120 High Road, East Finchley, London, N2 9ED, United Kingdom
Str. Armeneasca 28/1, office 1, Chisinau MD-2012, Republic of Moldova, Europe
Printed at: see last page
ISBN: 978-620-7-73717-8

Conteúdo

INTRODUÇÃO

A introdução da cerâmica dentária como material de restauração produziu restaurações com uma estética comparável à dos dentes naturais e uma pessoa comum pode achar muito difícil distinguir entre os dois. Em comparação com as restaurações estéticas de compósitos e polímeros, a cerâmica dentária é mais forte, resistente ao desgaste e impermeável aos fluidos orais e absolutamente biocompatível, com estabilidade de cor a longo prazo e capacidade de ser moldada em formas precisas.

Os termos "cerâmica" e "porcelana" são muitas vezes utilizados indistintamente em medicina dentária. A palavra cerâmica deriva da palavra grega *Keramos* e significa oleiro, referindo-se à capacidade de aquecer o barro para formar cerâmica. Diz-se que a palavra porcelana foi inventada por Macro Polo no século 13th a partir da palavra italiana *Porcellana*, ou concha de búzio. Polo utilizou a concha de búzio para descrever a porcelana chinesa devido à sua semelhança em termos de resistência e dureza, mantendo-se fina e translúcida.

Uma cerâmica é um material terroso, geralmente de natureza silicatada, que pode ser definido como uma combinação de um ou mais metais (por exemplo, alumínio, cálcio, lítio, sódio, magnésio, potássio, estanho, zircónio) e elementos não metálicos (por exemplo, silício, flúor, boro, oxigénio), geralmente oxigénio. A American Ceramic Society definiu as cerâmicas como materiais inorgânicos, não metálicos, que são tipicamente de natureza cristalina e são compostos formados entre elementos metálicos e não metálicos, como o alumínio (alumina-Al_2O_3), o cálcio e o oxigénio (cálcio-CaO), o silício e o azoto (nitreto-Si_3N_4). A cerâmica caracteriza-se pela sua natureza refractária, dureza, inércia química, biocompatibilidade e suscetibilidade à fratura frágil. As cerâmicas são utilizadas em cerâmica, vidros de porcelana, abrasivos, escudos térmicos em vaivéns espaciais, material refratário, discos de travão de carros desportivos e cabeças esféricas de articulações artificiais da anca. Em medicina dentária, a cerâmica é mais frequentemente utilizada para o fabrico de próteses dentárias artificiais, coroas, coroas e pontes, postes de cerâmica, pilares de implantes, facetas sobre substratos metálicos.

Enquanto que a porcelana é essencialmente uma cerâmica branca e translúcida que é cozida até ao estado vidrado. A pocrelaína é uma cerâmica composta por uma fase de matriz vítrea e uma ou mais fases cristalinas (por exemplo, leucite). Todas as porcelanas são cerâmicas, mas nem todas as cerâmicas são porcelanas. Por exemplo, uma coroa totalmente em zircónio é referida como uma cerâmica de alta resistência, mas não tem uma matriz vítrea; por conseguinte, não é uma porcelana[1-4].

Utilizações e aplicações das cerâmicas dentárias:

1. Inlays e onlays.
2. Laminados estéticos (facetas) sobre dentes naturais.
3. Coroas unitárias (totalmente em cerâmica).
4. Pontes de curto vão (todas em cerâmica).
5. Como revestimento para coroas e pontes metálicas fundidas.
6. Dentes de prótese artificiais - para C.D. e RPD.
7. Braquetes ortodônticos em cerâmica.
8. Superestruturas de implantes e material de implante biodegradável.

CAPÍTULO 1

HISTÓRIA DA CERÂMICA DENTÁRIA

HISTÓRIA DA CERÂMICA DENTÁRIA

A tecnologia dentária já existia na Etrúria em 700 a.C. e durante o primeiro século romano a.C., tendo permanecido praticamente subdesenvolvida até ao século XVIII. O material para os dentes artificiais era utilizado a partir de (1) dentes humanos (2) dentes de animais (3) marfim e (4) dentes de porcelana. Os dentes de animais eram instáveis devido aos agentes corrosivos da saliva, e o marfim e o osso de elefante continham poros que se manchavam facilmente. Os dentes minerais ou de porcelana melhoraram muito a prática do transplante de dentes humanos recém-extraídos, complementando assim a utilização de produtos animais.

No final de 1700, a cerâmica foi introduzida pela primeira vez como material de restauração em medicina dentária, tendo a vantagem de poder replicar a forma e a cor da dentição natural.

Mais tarde, em 1710, Bottger introduziu o feldspato como fundente nas porcelanas chinesas.

1774-Um boticário parisiense, Alexis Duchateau, com a ajuda de um dentista parisiense, Nicholas Dubois de Chemant, fez as primeiras próteses de porcelana bem sucedidas na fábrica de porcelana Guerhard, substituindo as próteses de marfim manchadas e malcheirosas de Duchateau.

1789- O dentista francês De Chemant patenteia o primeiro material dentário em porcelana.

Em 1808, em Paris, Giuseppangelo Fonzi introduziu dentes de porcelana moldados individualmente que continham pinos de platina embutidos. Chamou a estes dentes "terro-metálicos incorruptíveis" e a sua versatilidade estética e mecânica proporcionou um grande avanço na odontologia protética.

1839- Pfaff, da Alemanha, desenvolveu uma técnica que permitiu que os dentes de porcelana fossem utilizados eficazmente na construção da base da dentadura.

1903 - O Dr. Charles Land patenteia as primeiras coroas de cerâmica.

1950- a adição de leucite às formulações de porcelana elevou o coeficiente de expansão térmica para permitir a sua fusão com certas ligas de ouro para formar coroas completas e próteses parciais fixas (FPD).

1965- McLean e Hughes utilizaram um núcleo de matriz vítrea composto por 40-50% em peso de Al2O3 para fabricar a primeira coroa de porcelana totalmente em cerâmica (cerâmica de núcleo reforçado com alumina).

1972- Grossman desenvolveu uma cerâmica fundível com baixa resistência à flexão (150MPa), o que limita a sua aplicação a uma restauração de coroa única. Os métodos tradicionais de fabrico de cerâmica eram muito demorados, sensíveis à técnica e imprevisíveis devido às muitas variáveis presentes que influenciam os resultados.

1982- Introdução da tecnologia de desenho assistido por computador e fabrico assistido por computador (CAD/CAM) em dentisteria restauradora realizada no sistema Cerec (Sirona, Bensheim, Alemanha). Poderá ser uma boa alternativa no domínio da investigação e desenvolvimento de cerâmicas dentárias. O avanço da tecnologia CAD/CAM é fundamental para a investigação e desenvolvimento de cerâmicas policristalinas de alta resistência, como o dióxido de zircónio estabilizado, que não podem ser processadas na prática pelos métodos tradicionais. Os sistemas CAD/CAM são utilizados inicialmente no fabrico de onlays, inlays, facetas e coroas de cerâmica.

1989- O sistema In- ceram foi introduzido pela primeira vez no mercado europeu com materiais de núcleo totalmente cerâmicos para coroas e próteses parciais fixas de três unidades (FPD).

1993 - Foram introduzidas as restaurações totalmente cerâmicas Procera (Nobel Biocare AB, Gotemburgo, Suécia), compostas por óxido de alumínio (Al2O3) densamente sinterizado e de elevada pureza, revestidas por uma porcelana dentária de baixa fusão compatível[1-3] .

CAPÍTULO 2

CLASSIFICAÇÃO DAS CERÂMICAS DENTÁRIAS

CLASSIFICAÇÃO DAS CERÂMICAS DENTÁRIAS

As cerâmicas dentárias podem ser classificadas de várias formas diferentes, incluindo a temperatura de cozedura, as suas utilizações ou indicações, a composição e a microestrutura.

De acordo com a temperatura de cozedura:

1. Alta fusão - 1300°c- dentes de dentadura.
2. Fusão média - 1101 -1300°c dentes de dentadura.
3. Baixa fusão - 850-1100°c - utilização em coroas e pontes.
4. Fusão ultra baixa - < 850°c utilizada com titânio[2] .

De acordo com a utilização ou as indicações:

Cerâmica para

1. Dentes artificiais.
2. Para coroas e incrustações.
3. Para faceta sobre uma coroa de metal fundido.
4. Porcelana da ponte anterior.
5. Postes e núcleos Cerâmica de vitrificação[4] .

De acordo com a composição:

1. Predominantemente composto por vidro.
2. Vidro com enchimento de partículas.
3. Policristalino.

Segundo a Microstucture:

1. Porcelana feldspática ou convencional.
2. Vitrocerâmica reforçada com leucite.
3. Porcelana aluminosa.

4. Vidros cerâmicos reforçados com dissilicato de lítio.

5. Dióxido de zircónio.

De acordo com o método de processamento:

1. Construção em pó / líquido (porcelana sinterizada).

2. Porcelana de fundição por deslizamento.

3. Cerâmica prensada a quente.

4. CAD/CAM[2] .

Classificação e descrição dos sistemas cerâmicos:

Os sistemas cerâmicos são classificados com base na *subestrutura ou* no material *do núcleo* como

i) Ligação metálica.

ii) Todas as restaurações de cerâmica[5] .

i) Restaurações metalizadas (PFM) ou metalo-cerâmicas:

A) Restaurações de cerâmica de metal fundido

1. Ligas de metais nobres fundidas

2. Ligas metálicas de base fundidas

3. Titânio fundido (fusão ultra baixa)

B) Restaurações cerâmicas Swaged Metal

1. Coroas de cerâmica com folha de liga de ouro[6]

2. Coroas de cerâmica com folha de platina colada[7.]

ii) Todas as restaurações em cerâmica:

1. Porcelana sinterizada

a) Coroa de porcelana aluminosa

b) Porcelana feldspática reforçada com leucite -OPTEC -HSP

c) Material de núcleo à base de magnésia

2. Cerâmica de vidro fundível

a) Vidros cerâmicos à base de mica -Dicor

b) Cerâmica de vidro à base de hidroxiapatite -Cerapearl

c) Cerâmica de vidro com base em Lithia

3. Cerâmica moldada por injeção e prensada a quente

a) IPS Empress I- Leucite reforçada

b) IPS Empress II - Dissilicato de lítio reforçado

c) Alceram - Baseado em Spinell

4. Cerâmica de fundição por deslizamento

a) Inceram -Alumina

b) Inceram Spinell

c) Inceram zircónio

5. Cerâmica maquinável

a) Sistema CEREC - Cerâmica CAD CAM
b) Sistema Celay - Copiar cerâmica fresada
c) Sistema Procera - Procera All Ceram
d) Sistema CICERO
e) Sistema Lava CAD / CAM[5]

Cerâmicas dentárias actuais:

A. *Porcelana feldspática (baixo teor de leucite):*

1. condensado e sinterizado.

2. Continua a ser utilizado como material de revestimento em ligas metálicas e substratos cerâmicos e como material estético colado na estrutura dentária[8] .

B. *Porcelana reforçada com leucite:*

1. transformado em pó e sinterizado; moldado sob pressão.

2. coroas anteriores; coroas posteriores de baixa tensão, onlays e coroas %.

3. exemplos de sistemas que utilizam esta técnica:

(1) *Optec HSP* - processamento de pó

(2) *IPS Empress* (sistema de porcelana injetável) - prensável (Ivoclar)

(3) *OPC (Optimal Pressable Ceramic)* - prensável (Jeneric Pentron)

(4) *Finesse All-Ceramic* - prensável (Ceramco)

C. *Porcelana reforçada com alumínio:*

1. pó processado e sinterizado.

2. coroas anteriores; coroas posteriores de baixa tensão, prótese de dentadura parcial fixa.

3. exemplos:

(1) *Hi-Ceram* (Vident)[5]

(2) *Vita-N* (Vita Zahnfabrik)

(3) *Vitadur Alpha* (Vita Zahnfabrik)[9]

D. *Núcleo de alumina (Al2O3) de alta densidade:*

1. processados em pó, maquinados em "corpo verde" e sinterizados.

2. coroas anteriores e posteriores; FPDs anteriores; FPDs posteriores de baixa tensão.

3. exemplos: Procera AllCeram (Noble Biocare)[5] .

E. *Núcleo de zircónio de alta densidade (ZrO2):*

1. processados em pó, maquinados em "corpo verde" e sinterizados.

2. coroas posteriores; FPDs anteriores e posteriores.

3. exemplos:

(1) *Lava* (3M-ESPE)

(2) *Cercon* (Dentsply-Ceramco)

(3) *Denzir* (Decim- AB)[10] .

F. *Núcleo infiltrado de vidro:*
1. fundidos, sinterizados e infiltrados com vidro.
2. coroas anteriores e posteriores; FPDs anteriores; FPDs posteriores (apenas *In-Ceram Zirconia*).
3. exemplo:
(1) *In-Ceram Alumina* [Al2O3] (Vita Zahnfabrik)
(2) *In-Ceram Spinell* [MgAl2O4] - translucidez melhorada, propriedades mecânicas inferiores às do In-Ceram Alumina - utilização anterior apenas (Vita Zahnfabrik)
(3) *Zircónia In-Ceram* (ZrO2) - propriedades mecânicas melhoradas (Vita Zahnfabrik)
G. *Cerâmica de núcleo vitrocerâmico:*
1. fundidos e ceramizados; moldados sob pressão.
2. coroas anteriores e posteriores; FPDs anteriores (Empress 2).
3. exemplo:
(1) *Dicor* "Dentsply International / Corning Glass" - à base de mica, já não disponível.
(2) *IPS Empress 2* - núcleo de dissilicato de lítio / (Ivoclar).
H. *Cerâmica para CAD-CAM (CEREC) e fresagem por cópia (Celay):*
I. moído ou triturado.
J. coroas anteriores e posteriores; FPDs anteriores de 3 unidades (*In-Ceram Alumina*).
K. exemplos:
(1) *Dicor MGC* "vitrocerâmica maquinável" - à base de mica, já não disponível.
(2) *Vita Mark II* - porcelana feldspática maquinável (Vita Zahnfabrik).
(3) *In-Ceram Alumina* e *In-Ceram Spinell* - coroas e pontes (Vita Zahnfabrik).
(4) *ProCAD* - versão modificada "maquinável" do IPS Empress (Ivoclar)[5] .
1. De acordo com Gracis et al :
Propôs uma nova abordagem para classificar os materiais de restauração cerâmicos em três famílias, com base na presença de atributos específicos na sua formulação, como se segue:
1. cerâmicas de matriz vítrea:
Materiais cerâmicos inorgânicos não metálicos que contêm uma fase vítrea. Esta família subdivide-se ainda em três subgrupos:
A. Cerâmicas feldspáticas de ocorrência natural.
B. Cerâmica sintética:
1. À base de leucite

2. Dissilicato de lítio e seus derivados
3. À base de fluorapatite
C. Cerâmica infiltrada de vidro:
1. À base de alumina
2. À base de alumina e magnésio
3. À base de alumina e zircónio

2. *Cerâmica policristalina:*

Materiais cerâmicos inorgânicos não metálicos que não contêm qualquer fase vítrea.

A. À base de alumina
B. Zircónio estabilizado
C. Alumina endurecida com zircónio
D. Zircónio temperado com alumina

3. *Cerâmicas de matriz resinosa:*

A. Nanocerâmica de resina.
B. Vidro-cerâmica numa matriz interpenetrante de resina.
C. Cerâmica de zircónia e sílica numa matriz interpenetrante de resina[8].

COMPOSIÇÃO & FABRICAÇÃO DE DENTAL CERÂMICA

COMPOSIÇÃO E FABRICO DE PRODUTOS DENTÁRIOS
CERÂMICA

A porcelana dentária é um material cerâmico semelhante ao vidro que contém uma mistura de feldspato, sílica, caulino, alumina e outros óxidos. Este pó é misturado com água líquida ou destilada para formar uma massa plástica, que é moldada ou modelada no tamanho e forma desejados, sendo depois cozida (sinterizada) a alta temperatura para fundir as partículas e formar um sólido duro e liso.

Muitas cerâmicas dentárias contêm uma fase cristalina e uma fase vítrea com base na estrutura da sílica.

A estrutura da sílica é caracterizada por um tetraedro Si-O no qual um catião Si4+ está posicionado no centro do tetraedro com aniões O- em cada um dos quatro cantos. Os tetraedros Sio4 estão ligados entre si pela partilha dos seus cantos[4,11].

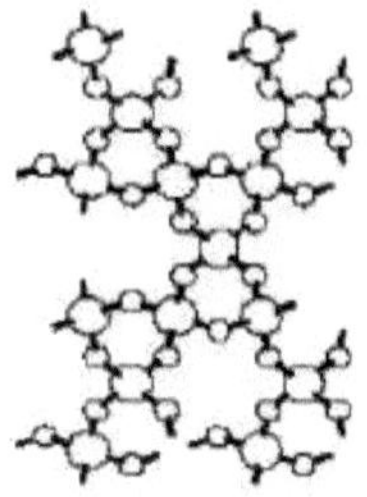

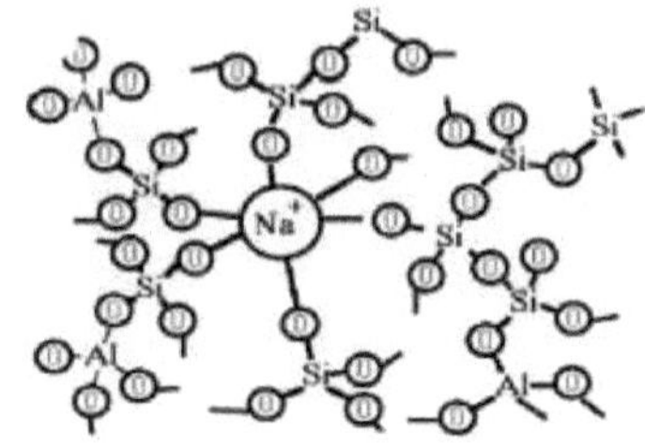

Estrutura esquemática da porcelana dentária

O vidro obtém qualidades semelhantes às da porcelana quando a rede de sílica é quebrada por álcalis como o sódio e o potássio. Estes produtos químicos, juntamente com a alumina e o óxido bórico, actuam como modificadores do vidro e fundentes para baixar a temperatura de fusão. A composição das diferentes porcelanas dentárias é essencialmente a mesma, sendo a principal diferença a proporção dos ingredientes primários e os procedimentos de cozedura.

PORCELANA FELDSPÁTICA

Os componentes básicos incluem:

Feldspato - formador de vidro básico

Caulino - aglutinante

Quartzo - enchimento

Alumina - formador de vidro e fundente

Álcalis - modificadores de vidro

Pigmentos de cor - modificam a cor

Opacificadores - reduzem a transparência

Feldspato

Mineral de ocorrência natural que forma o constituinte básico da porcelana feldspática. A maioria dos componentes necessários para fabricar porcelana dentária encontra-se no feldspato, que ocorre como feldspato de potássio e feldspato de sódio na natureza, contendo potássio, soda, alumina e sílica.

O feldspato é o formador básico do vidro. Quando fundido a altas temperaturas durante o fabrico, forma um vidro feldspático que contém feldspato potássico ($K_2OAl_2O_3.6SiO_2$) e feldspato sodado ($Na_2OAl_2O_3.6SiO_2$). Por isso, são adicionados vários modificadores de vidro e opacificadores para alterar a sua temperatura de sinterização, viscosidade, CTE e aparência.

Caulino

Material semelhante a argila branca - silicato de alumínio hidratado. Actua como aglutinante e dá opacidade à massa. A caulinite encontra-se na natureza numa forma relativamente pura conhecida como **caulino (argila da China). O** seu nome deriva do termo chinês para "cume alto", o local onde os chineses descobriram pela primeira vez esta forma mais pura de caulinite. A fórmula química da caulinite é $AHO - 2SiO_2 - 2H_2O$.

Quartzo

O quartzo é uma forma de sílica. A sílica apresenta polimorfismo - existe com mais de uma estrutura cristalina.

O quartzo com estrutura hexagonal é a forma mais estável de sílica. O quartzo moído actua como um esqueleto refratário que confere resistência e dureza à porcelana durante a cozedura. O quartzo permanece como partículas separadas, não fundidas, dispersas na fase vítrea produzida pela fusão do feldspato. O quartzo faz parte da estrutura cristalina refractária dos corpos cerâmicos e ajuda o corpo a manter a sua forma durante a fusão, enquanto o vidro feldspático se funde à sua volta. Mantém-se relativamente inalterado durante e após a cozedura. Insolúvel em água e em ácidos.

Alumina

O óxido de alumina substitui uma parte da sílica da rede vítrea. Confere resistência e opacidade à porcelana. Altera o ponto de amolecimento e aumenta a viscosidade da porcelana durante a cozedura. A alumina é um óxido de alumínio Al_2O_3 extraído do mineral bauxite, principalmente óxido de alumínio hidratado. Outro formador de vidro é o óxido bórico (B_2O), que forma a sua própria rede vítrea (também designada por rede) intercalada entre a rede de sílica (rede).

Modificadores de vidro

Os óxidos de potássio, sódio e cálcio (K_2O, Na_2O, Cao) são utilizados como modificadores de vidro e actuam como fundentes, interrompendo a integridade da rede SiO_4.

O objetivo do fundente é baixar a temperatura de amolecimento de um vidro, reduzindo a quantidade de ligações cruzadas entre o oxigénio e os elementos formadores do vidro - o silício. Por exemplo, a soda Na_2O é introduzida num silicato fundido para produzir vidros de silicato de sódio.

Quanto maior for o número de iões $Na+$ adicionados, mais as pontes Si-O-Si são quebradas e os iões $Na+$ são incorporados no silicato, formando a estrutura do silicato de sódio. Estas cadeias lineares de sílica tetraédrica são capazes de se mover facilmente a temperaturas mais baixas, diminuindo assim a temperatura de amolecimento e aumentando a expansão térmica e reduzindo a viscosidade.

Uma concentração demasiado elevada de modificadores de vidro também não é aconselhável porque reduz a durabilidade química da cerâmica e pode provocar a cristalização do vidro (desvitrificação).

Opacificadores

A porcelana feldspática pura é incolor, pelo que são adicionados opacificadores como óxidos de zircónio, titânio, cálcio e estanho para aumentar a sua opacidade - para estimular os dentes naturais.

Modificadores de cor

Os dentes naturais existem em várias tonalidades, também adquirem manchas externas do ambiente, pelo que são adicionados modificadores de cor para ajustar as tonalidades, que são fundidos com feldspato normal e depois triturados e misturados para produzir as cores. Na tabela seguinte são apresentados vários modificadores de cor com as cores correspondentes.

PIGMENTOS	
Zircónio, alumina, sílica	branco
Óxido de titânio	castanho amarelo
Óxido de cobalto	azul
Óxido de ferro ou de níquel	castanho
Óxido de níquel	castanho
Óxido de manganês	lavanda
Óxido de cobre	verde
Óxido de crómio	verde

Tipos de porcelanas feldspáticas

* *Porcelana opaca*: vidro feldspático carregado de opacificantes - óxido de zircónio/Titânio.
* *Porcelana de dentina do corpo*: vidros feldspáticos coloridos com elevada translucidez
* *Dentina gengival*: vidros feldspáticos coloridos com translucidez reduzida
* *Esmalte de sobreposição*: vidros feldspáticos altamente translúcidos que contêm opacificadores submicrónicos ou material cristalino para criar um efeito de cor especial.

Composição da Porcelana Fedspática de Baixa e Média Fusão

INGREDIENTE	% BAIXA DE FUSÃO	FUSÃO MÉDIA
SiO_2	69.36	64.2
B_2O_3	7.53	2.8
Cao	1.85	-
K_2O	8.33	8.2
Na_2O	4.81	1.9
Al_2O_3	8.11	1.9
Li_2O	-	2.1
MgO	-	0.5
P_2O_5	-	0.7

Fabrico

Tradicionalmente, os pós de porcelana são fabricados através de um processo denominado Fritagem. Vários componentes são misturados e fundidos.
São formadas 2 fases diferentes:

A) Fase vítrea ou vítrea - amorfa e com propriedades típicas do vidro, como fragilidade e elevada tensão superficial no estado fluido. Esta fase é fornecida pelo feldspato *B) Fase cristalina ou mineral* - inclui sílica e outros óxidos metálicos.

A fase vítrea é proeminente, uma vez que une as partículas cristalinas.

Temperatura de fusão dos principais ingredientes:

Feldspato - 1100°c

Sílica - 1680°c

Caulino - 1770°c

A massa fundida após aquecimento é designada FRIT. Enquanto ainda está quente, é temperada em água, o que faz com que a massa se rache e fracture, tornando-a mais fácil de pulverizar. A massa é novamente cozida com pigmentos de cor apropriados para dar cor e tonalidades que combinem com o dente natural. Depois de arrefecer, a massa é triturada para produzir porcelana em pó.

Fritagem - processo de mistura, fusão e têmpera dos componentes cerâmicos.

Vitrificação - formação de fase vítrea devido à fusão e arrefecimento de ingredientes cerâmicos - não cristalinos e amorfos.

Devitrificação - se a fase vítrea vítrea cristalizar devido à rutura da rede de tetraedros de sílica, é conhecida como Devitrificação.

A maior parte das reacções químicas ocorre durante o fabrico. Durante a cozedura subsequente no laboratório de prótese dentária, não há muita reação química, o pó de porcelana simplesmente funde-se para formar a restauração desejada.

Composição das porcelanas utilizadas nos sistemas metalocerâmicos

A cerâmica metálica deve cumprir determinados requisitos:

1. O CET deve ser ligeiramente inferior ao do metal para evitar que se desenvolvam tensões de tração indesejáveis na cerâmica durante o arrefecimento.

2. A estrutura mineralógica da porcelana deve ser mantida durante a cozedura sucessiva das coroas metalo-cerâmicas, para evitar problemas de desvitrificação ou de instabilidade hidrolítica.

3. O teor de soda e potássio é aumentado, para aumentar a expansão térmica compatível com a subestrutura metálica.

PORCELANA OPACA

A porcelana opaca é aplicada directamente sobre a superfície metálica, sendo fortemente carregada com opacificadores para mascarar a subestrutura metálica e reduzir a espessura da porcelana ao mínimo. A pintura moderna sobre opacos mascara efetivamente o metal quando aplicada numa espessura tão baixa como

0,2 mm[11-12].

Composição da porcelana opaca

ÍNDICE	ACÇÃO	%
Sílica SiO_2	Formador de vidro	48-59%
Alumina Al_2O_3	Intermediário	16.3-20%
Potássio K_2O	Fluxos alcalinos	8.4-10.3%
Soda Na_2O	Fluxos alcalinos	5.7 -7 %
Óxido de cálcio	Fluxos	1.2-1.45%
Óxido bórico	Fluxos	1.2-1.45%
Titânio TiO_2	Agente nucleante	2.7-3.3%
Óxido de estanho SnO_2	Opacificadores	4.3-5.25%
Óxido de zinco		1.2-1.5%
Óxido férrico		Traço
Fluoreto		Traço

Cerâmica metálica de baixa fusão -Porcelana de canela e dentina

As porcelanas de dentina e esmalte para facetas metálicas que cobrem a camada opaca também são constituídas por vidros feldspáticos, mas com um teor mais elevado de álcalis para aumentar o CET.

Composição da cerâmica metálica de baixa fusão - Porcelana de canela e dentina

	Dentina	Esmalte
SiO_2	59.2%	63.5%
Al_2O_3	18.5%	18.9%
Na_2O	4.8%	5%
K_2O	11.8%	12.3%
B_2O_3	4.6%	0.1%
ZnO	0.6%	0.1%
ZrO_2	0.4%	0.1%
Temperatura de queima	900°c	900°c

Cerâmica metálica fornecida como

Kit típico composto por:

- Pós opacos em várias tonalidades, juntamente com um líquido para misturar.
- Pós de dentina em várias tonalidades (frascos).
- Esmaltes em pó em várias tonalidades.
- Pó de porcelana gengival em várias tonalidades.

- Pó de porcelana transparente.
- Líquido para misturar esmalte, dentina, gengiva e porcelanas transparentes.
- Variedade de pós de coloração.
- Pós para esmaltes.
- Líquido especial para misturar corantes e esmaltes[12-13].

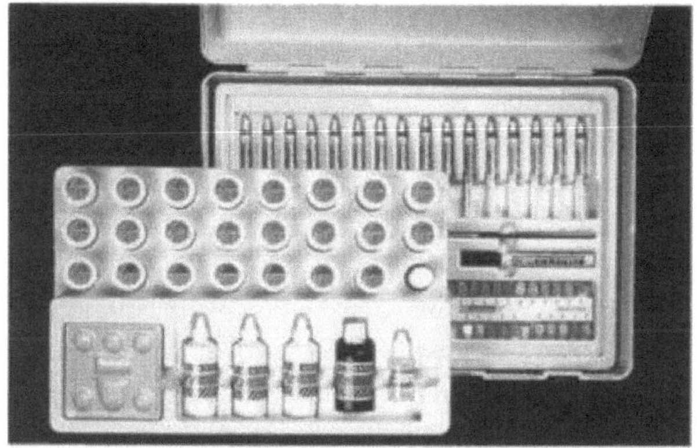

PORCELANA ALUMINOSA

Mclean & Hughes desenvolveram o PJC com um núcleo reforçado com alumina em 1965. A alumina é adicionada como carga numa percentagem elevada para reforçar a porcelana através da interrupção da propagação de fissuras. Foram obtidas resistências à flexão de até 180 MPa com esta porcelana. As cerâmicas com elevado teor de alumina contêm geralmente um mínimo de 95% de alumina

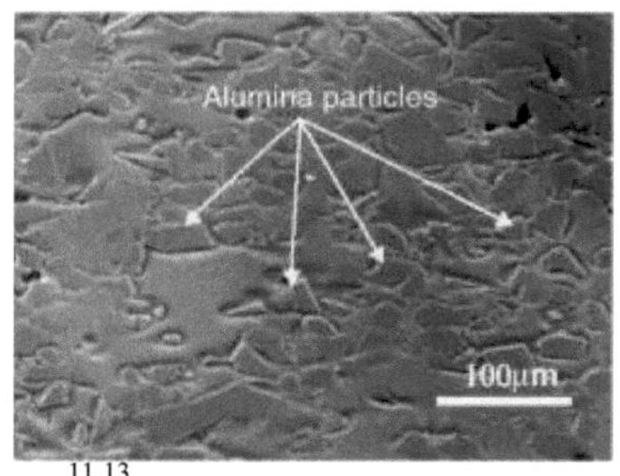

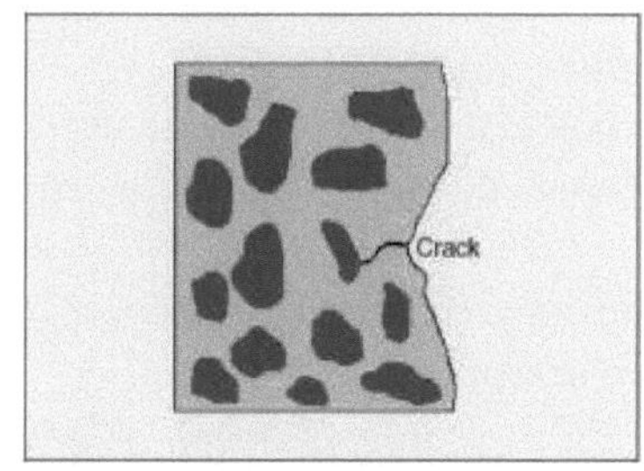

pura[11,13].

Compsição de porcelana aluminosa

Composição	Núcleo de alumínio
Sílica SiO2	35 %
Alumina Al2O3	53.8%
Óxido de cálcio CaO	1.12%

Soda Na2O	2.8%
Potássio K2O	4.2
Óxido bórico B2O3	3.2

Esmaltes

Tipo especial de porcelana incolor aplicada à superfície da restauração de cerâmica concluída para dar um acabamento brilhante e duradouro.

Têm de ter uma temperatura de fusão mais baixa e, por isso, contêm muitos modificadores de vidro - o que os torna menos duráveis do ponto de vista químico.

O Esmalte em *Spray* para *Cerâmica Dentária* para a produção de coroas e pontes com o Esmalte Cerâmico Nova da Enamelite é compatível com todos os sistemas e construções de porcelana, desde a Porcelana Fundida ao Metal (PFM) até aos processos de marca fresados e prensados com uma única cozedura. O Nova Ceramic Spray Glaze foi formulado para aumentar a eficiência e a produtividade, permitindo aos técnicos colorir, adicionar contactos e esmaltar numa única cozedura e pode ser aplicado a uma ou várias unidades em menos de 10 segundos a uma ou várias unidades sem distorcer as manchas de caraterização ou os detalhes anatómicos.

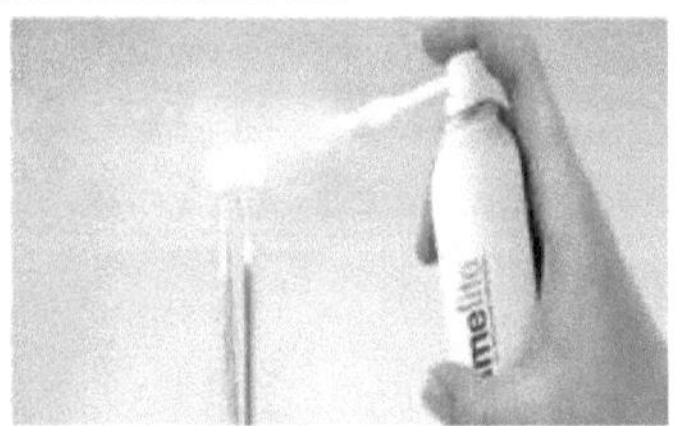

Manchas

Pós de porcelana com elevada concentração de modificadores de cor.
Temperatura de fusão mais baixa - através do aumento dos modificadores de vidro.
São utilizados corantes para proporcionar uma variação de cor individual no restauro acabado.

Outras porcelanas de núcleo reforçado

- MgAl2O4 (espinélio)
- Leucite (porcelana reforçada com leucite)
- Núcleo de zircónio maquinado
- Estas porcelanas reforçadas são mais fortes do que as porcelanas feldspáticas normais e são utilizadas para criar um núcleo interno mais forte que confere resistência à cerâmica[12] .

O desenvolvimento tecnológico no domínio dos materiais cerâmicos permitiu a produção de restaurações sem metal constituídas por todos os materiais cerâmicos que apresentam muitas vantagens em relação ao sistema de porcelana fundida com metal, tais como uma excelente estética devido a propriedades ópticas favoráveis (translucidez e transparência), cor natural do dente e estabilidade cromática, biocompatibilidade, inércia química e baixa condutividade térmica, propriedades mecânicas óptimas, tais como elevada resistência à flexão e tenacidade à fratura, resistência ao desgaste e propriedades de baixa abrasão.

E. Bajraktarova- Valjakova et al analisaram a literatura atual relativa a todos os materiais cerâmicos que representam o sistema de classificação recentemente proposto[8] com base na fase ou fases presentes na composição química dos materiais; apresentam também materiais já estabelecidos e recentemente desenvolvidos e introduzem materiais, as suas propriedades e indicações clínicas[14] .

CAPÍTULO 3

METAL CERÂMICA RESTAURAÇÕES

RESTAURAÇÕES METALO-CERÂMICAS

Também designado por - Porcelana fundida em metal (PFM)

- Restauração com metal
- Ceramo Metal

As coroas de jaqueta feitas inteiramente de porcelana tinham uma fraca resistência à tração, e a coroa quebra facilmente em condições oclusais anormais. Assim, para obter os benefícios do metal para a resistência e da porcelana para a estética, estes dois foram combinados para obter a metalo-cerâmica[12].

1962 -Weinstein desenvolveu uma composição de porcelana para metalo-cerâmica[13].

Um estudo de 1994 refere que 90% das restaurações de cerâmica eram de porcelana fundida com metal O desenvolvimento da cerâmica metálica foi possível devido a

1. Desenvolvimento de um metal e de uma porcelana que pudessem aderir um ao outro

2. Aumentar o CET da cerâmica para a tornar mais compatível com o do metal.

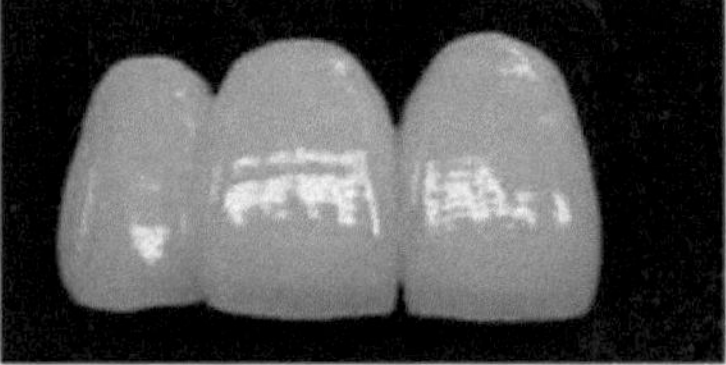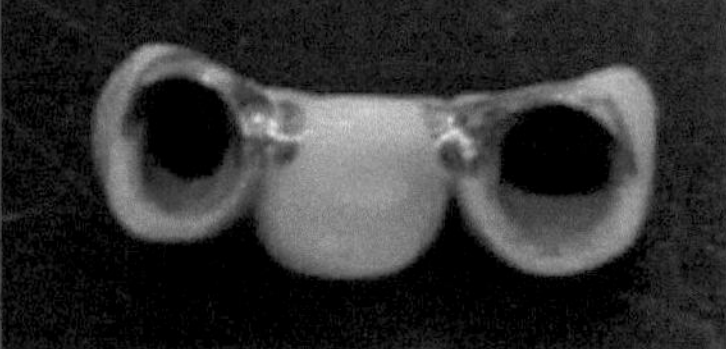

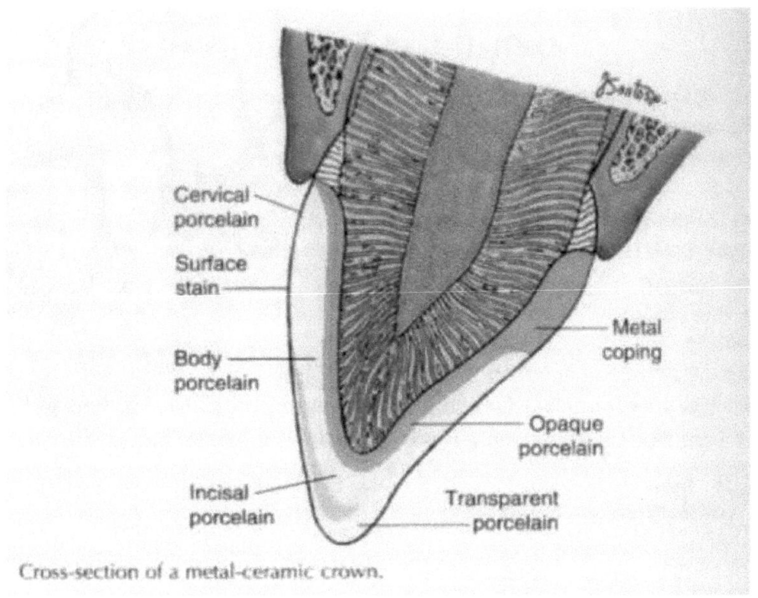

Cross-section of a metal-ceramic crown.

Tipos de restaurações metalo-cerâmicas

1. restaurações de cerâmica metálica fundida

a) Ligas de metais nobres fundidas
b) Ligas metálicas de base fundidas
c) Titânio fundido - fusão ultra baixa

2. restaurações de cerâmica metálica com encaixe

a) Cobertura em folha de liga de ouro
b) Cobertura de folha de platina colada

Restaurações cerâmicas de metal fundido:

Esta é uma das formas mais comuns de construir uma restauração cerâmica. Devido à forte estrutura metálica, é possível fazer pontes de grande extensão e também pode ser utilizada quando não é possível fazer uma restauração totalmente em cerâmica devido a tensões elevadas e a uma profundidade de preparação reduzida.

Utilizações - Coroas unitárias anteriores e posteriores

- Pontes anteriores e posteriores de curta e longa extensão[12.]

METAL CERÂMICA LIGAS

LIGAS DE METAL-CERÂMICA

As ligas metalo-cerâmicas são compatíveis com a porcelana e podem aderir a ela. Uma camada de porcelana é fundida à liga para lhe dar um aspeto natural de dente.

Requisitos das ligas para a colagem de porcelana:

Para além dos requisitos gerais das ligas, as ligas metalo-cerâmicas têm alguns requisitos especiais para serem compatíveis com a faceta de porcelana

1. A temperatura de fusão da liga deve ser superior à temperatura de cozedura da porcelana.

2. Deve ser capaz de resistir à deformação ou à flacidez a estas temperaturas.

3. O seu CTE (coeficiente de expansão térmica) deve ser compatível com o da porcelana.

4. Devem ser capazes de se ligar à porcelana.

5. Deve ter uma rigidez elevada (módulo de elasticidade).

6. Não deve manchar ou descolorir a porcelana[15].

Utilizações:

1. Destina-se a restaurações com facetas de porcelana (coroas e pontes)

2. Também pode ser utilizado como uma restauração totalmente metálica.

Classificação das ligas metalocerâmicas: (Tipos)

1.Alto teor de nobreza -   Ligas de ouro-paládio-platina

(Ligas de ouro)   - Ligas de ouro-paládio-prata

- Ligas de ouro e paládio.

2.Nobre

(Ligas de paládio) - Ligas de paládio - prata

-   Ligas de paládio - gálio

-   Ligas de paládio - ouro

-   Paládio - Ligas de ouro e prata

-   Paládio - Ligas de cobre

-   Ligas de paládio - cobalto

3. metal de base - ligas de níquel e crómio
- Ligas de níquel-crómio-berílio
- Ligas de cobalto e crómio
- Titânio puro
- Titânio -Alumínio -Vanádio

Ligas cerâmicas de metais altamente nobres (à base de ouro):

Contém mais de 40 wt% de ouro e as chamadas ligas à base de ouro.

Propriedades :

1. As ligas mais caras para coroas e pontes.
2. A cor varia do branco ao dourado.
3. As temperaturas de fusão variam entre 1149-1304°C.
4. Alta densidade 13,5 -18,3 gm /cm^3 - fácil de fundir.
5. Dureza 182 -220 VHN - mais suave quando comparada com ligas de metais de base, fácil de cortar, retificar e polir.
6. Percentagem de alongamento 5-20%.
7. Colagem de porcelana - A presença de uma camada de óxido na superfície das ligas metalocerâmicas ajuda na ligação química da porcelana à liga. 1% de metais de base como estanho, irídio, ferro, etc. são adicionados à liga para induzir a formação da camada de óxido.
8. Menos resistente à queda.
9. Não mancham facilmente e são extremamente estáveis no ambiente oral.
10. Biocompatível e mais fácil de soldar.

Ligas de ouro -paládio -platina:

Composição:

Ouro - 75 a 88 % em peso
Paládio - Inferior ou igual a 11% em peso
Platina - Inferior ou igual a 8 % em peso
    Prata-Menos   ou igual a 5wt%
    Sn-2   ,5%
    Em-<1%
    Outros-Fe   , Re

Estas ligas têm uma menor resistência à queda, pelo que se evita a utilização desta liga em pontes de grande vão.

Liga de ouro - paládio - prata:

Composição :

Ouro - 39-77 % em peso
Paládio - 25-35% em peso
Prata-12-22% em peso

Sn-3   ,7%

Em-1   ,5%

Outros-Fe   , Ru,   Re

A prata tem tendência para descolorar algumas porcelanas.

Ligas de ouro e paládio:

Composição:

Ouro -   44 - 55% em peso

Paládio - 35 - 45% em peso

Sn-   3,7%

Em-   1,5%

Outros -   Fe, Re

A ausência de prata elimina o problema da descoloração.

O nobre (ligas à base de paládio) Ligas metal-cerâmica:

Estas ligas devem conter pelo menos 25% de liga de metal nobre. Estas são maioritariamente ligas à base de paládio.

Características comuns das ligas à base de paládio :

1. O custo varia entre o das ligas de ouro e o das ligas de metais comuns

2. Cor -Branco.

3. Densidade - menos densa do que as ligas de ouro 10,5-11,5gm /cm^3 .

4. Fácil de trabalhar, fácil de cortar, retificar e polir.

5. Intervalo de fusão 1155-1304 °C.

6. Resistência ao escoamento 462-685 Mpa.

7. Dureza 189 -270 VHN ligeiramente mais dura do que as ligas cerâmicas de metais altamente nobres.

8. Percentagem de alongamento 10 -34 %.

9. Colagem de porcelana - tal como as ligas de ouro, são adicionados metais de base como o estanho, o irídio, etc., para auxiliar a colagem de porcelana.

10. Resistente à oxidação e à corrosão.

11. O valor da sucata é bom. Seguro e biocompatível.

Tipos:

Paládio - ligas de prata Paládio - ligas de cobre Paládio - ligas de cobalto
Paládio - ligas de gálio-prata Paládio - ligas de ouro Paládio - ligas de ouro-prata

Paládio - Ligas de prata:

Composição: Paládio 55 - 60 wt% Prata 28 - 40 wt% Equilíbrio de metais de base

Problema de esverdeamento: *o elevado teor de prata causa o problema de esverdeamento mais grave (descoloração amarela esverdeada) entre todas as ligas metalocerâmicas São adicionados condicionadores de metal dourado e*

agentes de revestimento para minimizar este efeito[16-17].

Paládio - Ligas de cobre:

Composição :

Paládio	*70 - 80 %*
Cobre	*9 - 15 %*
Gálio	*3 - 9 %*
Sn	*0 - 8%*
Ga	*3-9 %*
Em	*0-8%*
Outros	*Ru*

O cobre produz uma ligeira descoloração da porcelana. Estas ligas são as mais sensíveis à técnica.

Produz uma camada de óxido preto - mascarada com opaco[16,18].

Ligas de paládio - cobalto:

Composição:

Paládio 78 - 88 %

Cobalto 4 - 10 %

Gálio até 8%

Metais de base 1 %

Aqui o cobalto pode causar alguma descoloração. A camada escura de óxido pode ser mascarada com Opaquer.

A mais resistente à flacidez de todas as ligas nobres.

Ligas de paládio - gálio:

2 tipos - 1. paládio - gálio - almíscar

2. Paládio -Gálio - Prata - Ouro

Composição:

Paládio75   %

Gálio6   %

Prata 5 - 8 %

Ouro6   %

Metais de base 1 %

A camada de óxido, embora escura, é um pouco mais clara do que as ligas de paládio-cobalto e paládio-cobalto. O teor de prata não provoca qualquer esverdeamento[17].

Ligas de metal de base para restaurações metalo-cerâmicas:

Contém poucos ou nenhuns metais nobres. Introduzido como uma alternativa mais económica às dispendiosas ligas cerâmicas de metais nobres.

As ligas de metal de base utilizadas para as cerâmicas metálicas são:

1. Ligas de níquel-crómio
2. Cobalto - Ligas de crómio
3. Titânio puro
4. Titânio-Alumínio - Ligas de Vanádio

Ligas de níquel-crómio:

Composição:

Níquel	62 - 77 %
Cromado	11 - 22 %
Molibdénio	
Berílio	4 - 14 %
Algumas ligas podem	0 - 2 %
	contêm ocasionalmente um ou mais elementos menores como

Alumínio, ferro, silício, cobre, manganês, cobalto e estanho[18].

Características gerais das ligas à base de níquel:

1. A mais barata das ligas de fundição.
2. De cor branca.
3. Intervalo de fusão 1300 -1450°C.
4. Densidade 7,8 - 8,4 (metade da densidade das ligas de ouro).
5. Dureza 175 - 360 VHN - mais dura do que as ligas de metais altamente nobres e difícil de trabalhar.
6. Resistência ao escoamento 255 - 838 MPa - mais forte do que as ligas à base de ouro e paládio.
7. Módulo de elasticidade 150 - 210 MPa (x 10^3) duas vezes mais rígido do que as ligas de ouro. Podem ser feitas peças fundidas mais finas e mais leves. As coifas metálicas podem ser reduzidas para 0,3 - 0,1 mm.
8. Percentagem de alongamento 10-28 %.
9. Colagem de porcelana - forma uma camada de óxido adequada para a colagem de porcelana.
10. Resistência à queda - Maior resistência à queda.
11. Estética - pode observar-se uma camada de óxido escuro na junção metal porcelana.
12. Altamente resistente a manchas e à corrosão. -Devido à propriedade de passivação.
É a propriedade pela qual se forma uma camada de óxido resistente na superfície das ligas que contêm crómio. Esta camada de óxido protege a liga contra a oxidação e a corrosão, pelo que estas ligas podem manter o seu polimento durante muitos anos.
13. Têm maior retração de fundição do que as ligas de ouro.

14.Bio compatibilidade - O níquel pode provocar reacções alérgicas em alguns indivíduos. É também um potencial carcinogéneo.

15. O berílio também é potencialmente tóxico - Provoca "beriliose".

Titânio e suas ligas:

Devido à sua excelente biocompatibilidade, leveza, boa resistência e capacidade de passividade, estas ligas de titânio estão bem adaptadas à medicina dentária.

Utilizações:

1   Restaurações metalo-cerâmicas
2   . Implantes dentários
3   Molduras de próteses parciais
4   Bases de dentaduras completas
5   Conectores de barra

Também utilizado como liga alternativa para as pessoas alérgicas ao níquel.

Titânio puro:

O titânio tem a capacidade de se passivar .

Excelente resistência à corrosão e ao embaciamento contra ácidos minerais e cloretos.

Altamente biocompatível e não tóxico.

Propriedades mecânicas:

1. Densidade -4,5 gms /cm^3 (peso leve).
2. Módulo de elasticidade - 110 GPa.
3. Ponto de fusão - 1668°C.
4. Coeficiente de expansão térmica - 8,4 x 10^{-6} / °C
{ inferior à porcelana - por isso foram desenvolvidas porcelanas de baixa fusão }
5. O titânio puro existe nas formas alfa e beta.
6. As formas alfa existem à temperatura ambiente com menor resistência e elevada ductilidade.
7. Acima de 830 °C, converte-se na fase Beta, que é mais forte e mais quebradiça.

Ligas de titânio:

O titânio é ligado com alumínio, vanádio e paládio.

A liga de titânio comummente utilizada é a Ti6 Al4V.

A liga de titânio aumenta a resistência e estabiliza a liga. Estas ligas não podem ser tratadas termicamente e são passíveis de brasagem e soldadura .[16-17]

METAL CERÂMICA OBRIGAÇÃO

LIGAÇÃO METAL-CERÂMICA

O principal requisito para o sucesso de uma prótese metalo-cerâmica é o desenvolvimento de uma ligação duradoura entre a porcelana e a liga, juntamente com a compatibilidade térmica da liga e da porcelana.

Teorias da ligação metal-cerâmica

1 Encravamento mecânico entre a porcelana e o metal.
2 Ligação química através da interface metal-porcelana.
3 Compressão.

Ligação mecânica:

A tensão superficial proporciona um contacto íntimo da porcelana com todas as irregularidades micro-superficiais da superfície metálica e ocorre um certo encravamento mecânico quando é queimada. Esta superfície rugosa proporciona uma superfície facilmente molhável, contribuindo para a retenção mecânica.

Ligação mecânica

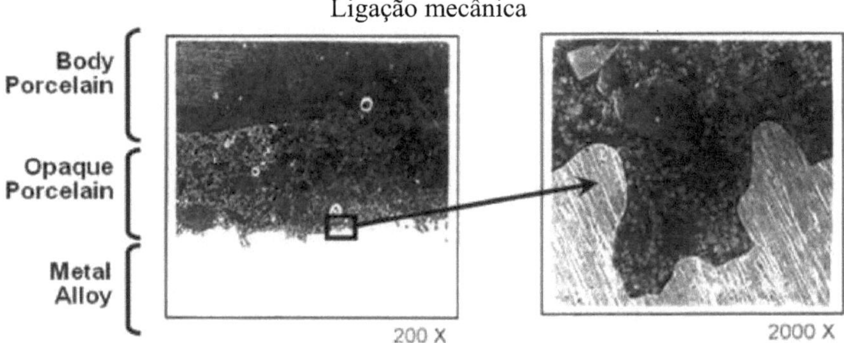

Ligação química :

O aquecimento a 1000° C no vácuo durante 10 min. degrada primeiro o metal. Em seguida, o ar é arrefecido lentamente. Isto irá remover os gases da superfície do metal e induzir algum endurecimento da liga. Simultaneamente, os átomos do metal de base difundem-se para a superfície do metal e formam uma película de óxido (estanho, índio ou zinco), que proporciona uma ligação química quando a porcelana é aplicada sobre ela e cozida. Quando a porcelana é aquecida até à temperatura de maturação (950° C), ocorre a retração e a eliminação dos poros.

Ligação à compressão :

No arrefecimento, o metal contrai-se mais rapidamente do que a porcelana, o que coloca o metal sob tensão e a porcelana sob compressão, o que faz com que a porcelana se una firmemente ao metal.

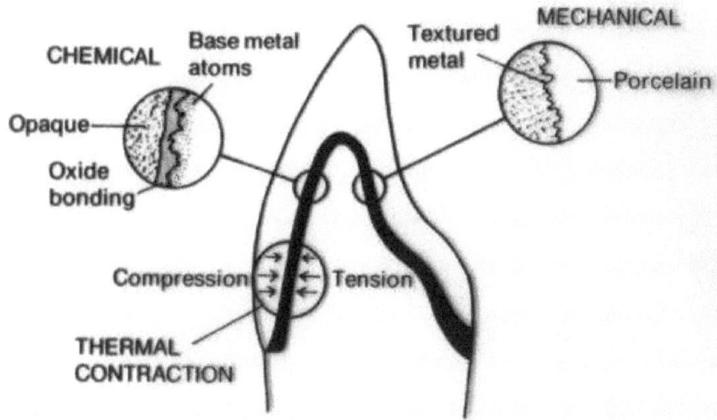

Colagem de porcelana a metal utilizando substratos electrodepositados:

Um novo método de ligação da porcelana ao metal - formando deliberadamente uma camada adicional de óxido sobre a superfície do metal, utilizando a eletrodeposição. A deposição de uma camada de ouro puro sobre o metal fundido e, em seguida, de uma camada de estanho sobre ela melhora a humidade da porcelana sobre o metal e reduz a quantidade de porosidade na interface metal-porcelana.

A camada electrodepositada actua como uma barreira entre o metal fundido e a porcelana para inibir a difusão de átomos do metal para a porcelana durante os ciclos normais de cozedura - limita a formação da camada de óxido.

Produz a cor clara do óxido - aumenta a vitalidade das porcelanas e bloqueia a cor escura do óxido metálico.

Ligas e metais como cobalto-crómio, aço inoxidável, paládio-prata, ligas com alto e baixo teor de ouro e titânio foram galvanizados e revestidos com estanho para obter uma ligação cerâmica satisfatória[11-12].

FALHA NA LIGAÇÃO METAL - PORCELANA

Nesta ligação estão envolvidos 3 materiais, como se segue:

1. Porcelana à superfície.

2. Óxido metálico no meio.

3. Metal na parte inferior.

As falhas de ligação em cerâmicas metálicas ocorrem em 3 sítios:

1. Ao longo da região interfacial entre a porcelana opaca e a zona de interação (óxido metálico).

2. Na zona de interação (óxido metálico).

3. Entre o metal e a zona de interação (óxido metálico)[11] .

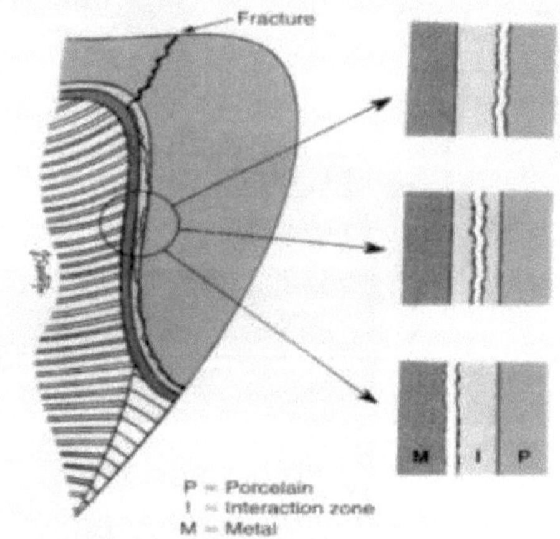

MANIPULAÇÃO & TÉCNICA CONSIDERAÇÕES DE METAL FUNDIDO CERÂMICA RESTAURAÇÕES

MANIPULAÇÃO E TÉCNICA CONSIDERAÇÕES SOBRE A FUNDIÇÃO DE METAL-CERÂMICA RESTAURAÇÕES

É construído um modelo em cera da restauração pretendida e fundido em metal. Devem ser evitados ângulos agudos ou buracos na superfície de revestimento do metal para evitar tensões internas na porcelana final - por isso são produzidas superfícies convexas e contornos arredondados.

A estrutura metálica deve ter uma espessura suficiente para evitar distorções durante a cozedura:

0,3 mm para ligas de metais nobres.

0,2 mm para ligas de metais de base.

A interface metal-cerâmica deve estar a pelo menos 1 a 1,5 mm de todos os contactos oclusais cêntricos e deve ser distinta para facilitar a remoção do excesso de porcelana[18].

Preparação do metal:

Uma superfície metálica limpa é essencial para uma boa ligação. A superfície é acabada com pedras cerâmicas ou diamantes sinterizados.

A texturização final é feita por jato de areia com um abrasivo de ar de alumina que ajuda na colagem. Finalmente, é limpa por ultra-sons, lavada e seca[12].

Desengorduramento e oxidação:

É necessário criar uma camada de óxido controlada na superfície do metal para estabelecer a ligação química entre o metal e a porcelana. A camada de óxido é obtida através do aumento da temperatura, excedendo a temperatura de cozedura da porcelana. Um vácuo criado na câmara de cozedura elimina os gases aderentes - daí o termo "desgaseificação".

Liga cerâmica com elevado teor de ouro - mantida à temperatura de oxidação durante vários minutos. As ligas com baixo teor de ouro contêm elementos de base elevados, o que resulta numa camada espessa de óxido.

Opaquer:

Pó denso branco-amarelado fornecido com um líquido especial - utilizado para cobrir a armação metálica. A estrutura metálica é fixada com um par de pinças de bloqueio. O pó de verniz é distribuído numa placa de cerâmica e misturado com um líquido especial até obter uma consistência pastosa. Este é transportado e aplicado na estrutura metálica com um pincel e condensado. O excesso de líquido é enxugado com um lenço de papel. A opaca é construída com 2 espessuras. A peça fundida com opaca é colocada no forno e cozida a uma temperatura aproximada.

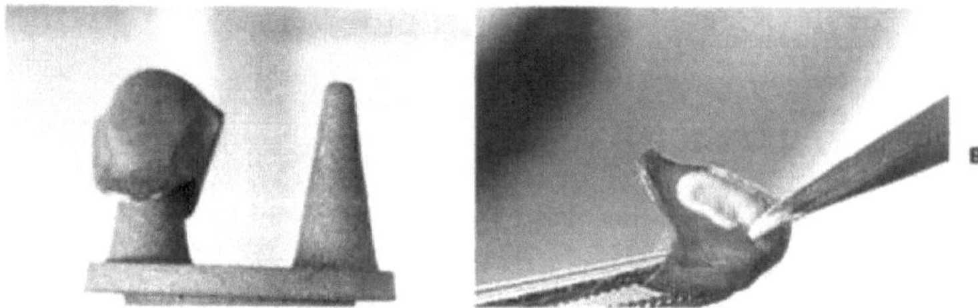

Aplicação de porcelana opaca. A, A estrutura é oxidada. B, A porcelana é aplicada.

Condensação:

O processo de empacotamento das partículas de pó e de remoção do excesso de água é conhecido como condensação. Isto ajuda a minimizar a porosidade e a reduzir o encolhimento da cozedura.

Técnicas de condensação:

Vibração:

Utilizar uma ligeira vibração para espalhar o material de forma fina e uniforme. Mover o instrumento serrilhado para a frente e para trás sobre o cabo da pinça criará a perturbação necessária. O excesso de humidade que chega à superfície pode ser removido com um lenço de papel limpo. A vibração pode não ser tão necessária com as chamadas tintas opacas. Também é utilizada uma vibração ultra-sónica.

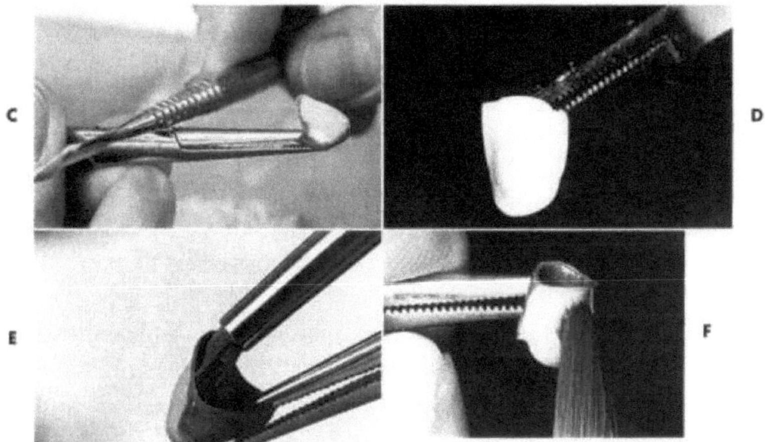

C, A vibração pode ser utilizada para ajudar a espalhar o opaco numa película fina e uniforme. D, Após secagem em frente ao forno, o pó opaco deve ter um aspeto branco mate uniforme. E, O excesso deve ser removido antes da cozedura. Utilizar uma escova dura. F, Se for necessária uma segunda aplicação, a superfície deve ser molhada e deve ser adicionado mais opaco.

Espatulação:

Utiliza-se uma pequena espátula para aplicar e alisar a porcelana húmida, o que faz sair o excesso de água.

Pó seco:

Pó seco colocado no lado oposto a um incremento húmido. A água move-se em direção ao pó seco, juntando as partículas húmidas.

Método de batimento:

A superfície da pasta húmida é batida levemente com uma espátula algumas vezes - faz com que a água

A água em excesso é removida com um papel absorvente. O excesso de água é removido com papel absorvente.

Método de gravitação:

A gravidade fará com que a água da pasta caia na superfície - removida com papel absorvente.

Todos estes métodos têm por objetivo trazer a água para a superfície. A tensão superficial da água é a força motriz da condensação e nunca se deve deixar a porcelana secar até que a condensação esteja completa.

Antes de disparar, inspecionar a aplicação opaca para verificar se satisfaz os seguintes critérios:

- Toda a superfície do revestimento é uniformemente coberta por uma camada lisa que disfarça a cor do metal.

- Não existe qualquer excesso na superfície do revestimento.
- Não existe opaco em nenhuma superfície exterior adjacente ao folheado.
- Não há opacidade no aspeto interno da subestrutura.

Cozedura e sinterização de Porcelana:

As reacções termoquímicas entre os componentes do pó de porcelana estão praticamente concluídas durante o processo de fabrico original. Assim, o objetivo da cozedura é simplesmente sinterizar as partículas de pó para formar as próteses. A cozedura é efectuada num forno de porcelana. Os fornos modernos são controlados por computador e têm programas incorporados para controlar o ciclo de cozedura. Os programas também podem ser alterados pelo operador.

Ciclo de disparo:

O programa completo de pré-aquecimento, cozedura, sujeição a vácuo, sujeição a pressão acrescida, manutenção e arrefecimento é conhecido como *ciclo de cozedura.*

O ciclo de cozedura varia consoante a fase - cozedura de opaco, cozedura de dentina, cozedura de esmalte, etc. O opaco tem a temperatura mais elevada e o esmalte, a mais baixa.

Pré-aquecimento:

A massa condensada não deve ser colocada diretamente no forno quente. Nos fornos modernos, o trabalho é gradualmente introduzido no forno, o que constitui um pré-aquecimento.

Queima a vácuo:

Durante a cozedura, é criado um vácuo no forno - a pressão do ar é reduzida em 1/10 da pressão atmosférica por uma bomba de vácuo. Com o aumento da temperatura, as partículas sinterizam-se e formam-se vazios fechados na massa de porcelana. A uma temperatura de cerca de 55° C abaixo da temperatura superior de cozedura, o vácuo é libertado, pelo que a pressão aumenta de 0,1 -1 atm. À medida que a pressão aumenta 10 vezes, os espaços vazios são comprimidos para $1/10^{th}$ do seu tamanho original e o volume total de porosidade é reduzido. O vácuo não é ativado durante a queima do vidrado.

Fornos de porcelana a vácuo

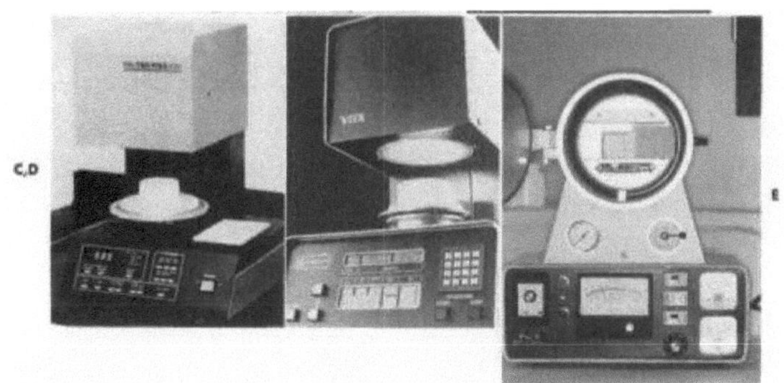

C, Jelenko Tru-Fire VPF; D, Vita Vacumat; E, Ney Mark 111

Arrefecimento:

O arrefecimento da porcelana cozida deve ser bem controlado. O arrefecimento rápido provoca fissuras na porcelana ou pode induzir tensões que enfraquecem a porcelana. O arrefecimento é efectuado de forma lenta e uniforme e, normalmente, é controlado por computador. A expansão térmica aumentará após um arrefecimento lento, porque a leucite adicional (de elevada expansão) cristalizará. Em geral, as ligas com coeficientes de expansão térmica elevados requerem um arrefecimento mais rápido do que as ligas com coeficientes baixos.

Avaliação da porcelana opaca:

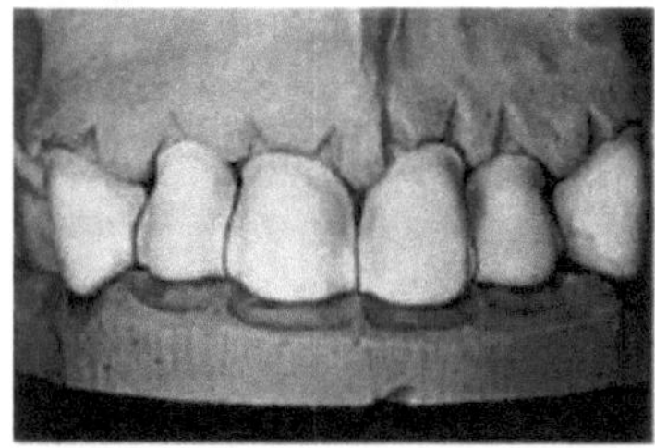

Pequenas fissuras e rachas são comuns após a primeira cozedura. Este problema pode ser resolvido através da aplicação de humidade, seguida de uma mistura fina de opaco cuidadosamente condensada nas fissuras. Ao corrigir uma área fina onde a cor do metal não foi completamente mascarada, a superfície deve ser humedecida antes da aplicação de uma segunda camada.

Após a cozedura, verificar se a aplicação do opaco satisfaz os seguintes critérios: Camada relativamente lisa e homogénea, mascarando a cor da estrutura.

Aspeto de casca de ovo.

Ausência de excesso em qualquer superfície externa ou interna da restauração (o que impediria o seu assentamento completo no cunho).

Dentina e esmalte Porcelana:

Depois de o opaco ser queimado e arrefecido, o pó de dentina é misturado com água destilada ou líquido fornecido com uma espátula de vidro. A

A porção de dentina na zona incisal é cortada e pode ser adicionada porcelana de esmalte. Depois de terminada a acumulação e a condensação, o material é devolvido ao forno para sinterização.

Adições:

Não é necessário construir a restauração numa só etapa. As grandes restaurações são construídas em 2 ou 3 fases. Após cada cozedura, a porcelana é moldada por moagem e é colocada porcelana adicional nas áreas deficientes. Cada cozedura adicional é efectuada a uma temperatura mais baixa.

Atenção - evitar demasiadas cozeduras, pois pode dar origem a uma restauração demasiado translúcida e sem vida. Para compensar a contração de cozedura que resulta da fusão das partículas, a porcelana deve ser ligeiramente sobreconstruída. Uma coroa anterior metalo-cerâmica típica encolherá 0,6 mm no bordo incisal e 0,5 mm a meio da face.

Porcelana gengival e transparente:

O esmalte dos dentes naturais nos bordos incisais parece transparente, pelo que é utilizada uma porcelana transparente para o efeito. Dependendo da aparência desejada, efetuar um corte para o pó incisal mais translúcido. Quer o corte seja efectuado com uma lâmina de barbear, um bisturi ou um instrumento de modelagem, é necessário condensar a acumulação de corpo bem antes do corte. Isto minimizará o risco de fratura durante o processo. Para além disso, para minimizar a possibilidade de danificar a porção incisal não suportada do cimento, o corte deve ser feito da incisal para a cervical.

As porções cervicais dos dentes naturais podem parecer mais escuras (mais amarelas). A porcelana cervical ou a porcelana gengival/pescoço são utilizadas para duplicar este efeito.

Coloração de superfícies, caraterização e efeitos:

A coloração e a caraterização ajudam a fazer com que a restauração pareça natural e ajuda-a a misturar-se com os dentes adjacentes. A caraterização ou coloração interna ou intrínseca pode ser efectuada através da incorporação de pigmentos coloridos no pó opaco, de corpo ou incisal. Para recriar o aspeto natural dos dentes, foram utilizadas técnicas especiais para criar efeitos como fissuras, defeitos e outras anomalias no esmalte. Os esmaltes altamente coloridos, normalmente utilizados como corantes de superfície, podem ser colocados em camadas dentro dos pós para criar efeitos especiais.

Modificadores opacos coloridos que podem ser misturados seletivamente com o opaco para aumentar a saturação do pigmento desejado. Uma variação desta abordagem consiste em utilizar pós de dentina opacificada que produzem uma restauração acabada com um croma ligeiramente mais elevado do que uma restauração preparada com os pós de dentina mais translúcidos. Do mesmo modo, pode ser utilizado um pó translúcido para melhorar a translucidez incisal.

A textura da superfície de uma restauração metalo-cerâmica deve assemelhar-se à dos dentes adjacentes, incluindo as irregularidades seleccionadas que caracterizam esses dentes.

Para o conseguir, é necessário ter em conta várias regras de reflexão da luz:

1   Uma superfície plana reflectirá principalmente feixes de luz paralelos.

2   Uma superfície convexa resultará na divergência da luz reflectida, enquanto que uma superfície côncava criará um feixe de luz convergente.

3   . As transições acentuadas (por exemplo, ângulos de linha geométricos) resultarão em reflexos de linha, mas as superfícies curvas suaves e fluidas criarão um padrão de reflexão com maior área de superfície.

Vidros:

O glazeamento é um processo através do qual a restauração fica com uma superfície lisa e brilhante. Antes do glazeamento final, a restauração é experimentada na boca, verificada e ajustada através de polimento. A restauração é alisada antes do glazeamento.

Objectivos do envidraçamento:

1.   O envidraçamento melhora a estética.

2.   Melhora a higiene.

3.   Melhora a resistência - mais forte do que a porcelana não vidrada. Inibe a propagação de fissuras.

4.   Reduz o desgaste dos dentes opostos.

Tipos de vidros:

1. sobre o vidrado

O pó de esmalte é misturado com um líquido especial e aplicado sobre a restauração. A temperatura de cozedura é inferior à da porcelana de corpo. O ciclo de cozedura não inclui vácuo. A durabilidade química é menor devido ao elevado teor de fundente.

2. vidros *automáticos*

Em vez de uma camada de esmalte separada, a restauração é sujeita a um aquecimento controlado à sua temperatura de fusão. Isto faz com que apenas a camada superficial derreta e flua para formar uma camada vítrea semelhante ao esmalte. O glazeamento é superior ao polimento convencional[11,12] .

Outros sistemas metalo-cerâmicos:

1. folha de liga de ouro com estampagem:

- Coroas de cerâmica (copings de folha polida)-Captek

Captek - tecnologia de fundição capilar.

Baseado no princípio da atração capilar para produzir material composto de ouro sem ter de o fundir. Apresenta-se sob a forma de canelura e é adaptado ao molde por estampagem e polimento. O revestimento da folha é cuidadosamente removido e sinterizado por chama. É aplicado e queimado um pó de liga interfacial que ajuda a unir a cerâmica e o metal.

A porcelana é então condensada e cozida para formar a coroa.

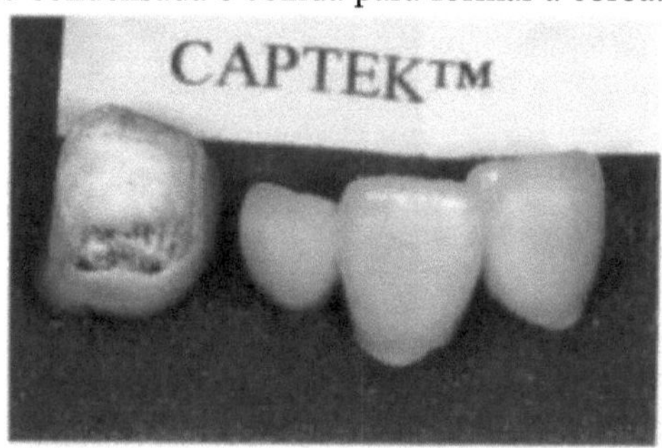

Vantagens:

A liga de folha mais fina permite uma maior espessura da cerâmica - melhorando a estética.

A liga subjacente é dourada - dá mais calor e vida à restauração.

2. coroas de cerâmica com folha de platina colada:

Para melhorar a ligação da cerâmica à folha de platina, é utilizada uma técnica de eletrodeposição.

Técnica de Eletrodeposição:

Esta técnica é utilizada para melhorar a estética e a ligação. Uma camada de ouro puro é electrodepositada sobre o metal, seguida de uma rápida deposição mínima de estanho sobre o ouro

Vantagens:

- A cor dourada realça a vitalidade da porcelana.
- O estanho ajuda na ligação química.
- Boa humidificação na interface ouro-porcelana, reduzindo a porosidade.

A eletrodeposição também é feita com outras ligas de Co-Cr. Aço inoxidável, titânio, ligas com baixo teor de ouro e ligas sem ouro.

3. *cerâmicas metálicas fundidas com margens labiais:*

Quando a estética é de importância primordial, é considerada uma coroa metalo-cerâmica sem colarinho. As coroas sem colarinho têm uma margem facial de porcelana e margens linguais e proximais de metal.

Vantagens:

1. Melhoria estética.

2. A remoção da placa bacteriana é mais fácil quando os tecidos gengivais estão em contacto com a porcelana vidrada cozida a vácuo do que com o ouro acabado.

Desvantagens:

1. Adaptação marginal - ligeiramente inferior ao metal fundido.

2. Fratura de uma margem não suportada - durante a prova ou cimentação devido a manuseamento descuidado.

3. Demora muito tempo e é mais dispendioso.

Indicação - quando a metalo-cerâmica convencional não permite obter o resultado estético desejado.

Contraindicação - quando não é possível preparar um ombro extremamente liso com 1 mm de largura na área do revestimento cerâmico.

Métodos de fabrico : Inclui:

1. técnica da matriz de folha de platina.

2. técnica de Driect lift (cianoacrilato).

3. técnica de cera de porcelana.

Vantagens e desvantagens de cada técnica

	Método	Vantagens	Desvantagens
1	Folha de platina	Sem porcelana de ombro . Bommarginal adaptação . Superfície lisa. Placa baixa acumulação.	Demasiado tempo &Tecnicamente difícil
2	Suspensão de cera	Separa-se facilmente	Necessidade de porcelana de ombro. Ajuste menos exato[12-13] .
3	Elevação direta	Menor consumo de tempo	Necessidade de porcelana de ombro. Margens mais grosseiras[18-19] .

COMUM RAZÕES PARA FALHA DE METAL CERÂMICO RESTAURAÇÕES

RAZÕES COMUNS PARA O FRACASSO DO METAL
RESTAURAÇÕES DE CERÂMICA

	Falha	Motivo
1	Fratura durante Cozedura de biscoitos	1. Condensação incorrecta 2. Controlo inadequado da humidade 3. Má conceção da estrutura 4. Combinação metal-porcelana incompleta
2	Bolhas	1. Demasiados disparos 2. Aprisionamento de ar durante a construção do restauro 3. Controlo inadequado da humidade 4. Preparação deficiente do metal 5. Técnica de fundição deficiente
3	Aspeto insatisfatório	1. Má comunicação com o técnico 2. Redução dentária inadequada 3. Opaco demasiado espesso 4. Disparos excessivos.
4	Fratura clínica	1. Má conceção do quadro 2. Batentes centrados demasiado perto da interface metal-cerâmica 3. Preparação incorrecta do metal[20]

Metal fundido Cerâmica Restauro:

Indicações:

1. estética.

2. se a coroa de cerâmica pura for contra-indicada.

3. envolvimento gengival.

Contra-indicações:

1. grande câmara de polpa.

2. parede bucal intacta.

3. quando uma contenção mais conservadora é tecnicamente viável.

Vantagens:

1. melhor resistência à fratura devido ao reforço metálico.

2. melhor ajuste marginal devido à estrutura metálica.

3. estética superior em comparação com a coroa de gesso completa.

Desvantagens:

1   Menos estético quando comparado com a porcelana pura. Translucidez reduzida devido ao metal subjacente e opaco.

2   As margens podem parecer escuras devido ao metal. Por vezes, aparece através da gengiva, dando-lhe um aspeto escuro e inestético.

3   Remoção de uma estrutura dentária substancial.

4   Sujeito a fratura porque a porcelana é frágil.

5   Difícil de obter uma oclusão exacta em porcelana vidrada.

6   Caro[11-13].

CAPÍTULO 4

TUDO CERÂMICA RESTAURAÇÕES

TODAS AS RESTAURAÇÕES DE CERÂMICA

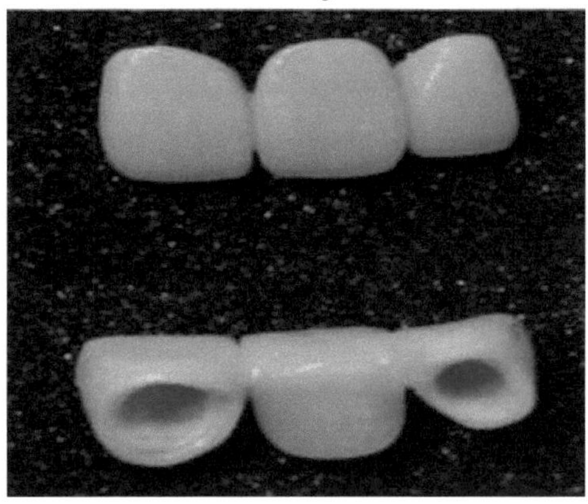

A restauração totalmente em cerâmica é uma restauração sem núcleo ou subestrutura metálica. Estas são esteticamente superiores às restaurações metalo-cerâmicas, melhorando a translucidez da cerâmica que era mascarada pelo metal subjacente e pelo opaco. A cerâmica pura também elimina o problema da descoloração do metal nas margens e as reacções alérgicas e a sensibilidade a vários metais.

Embora a baixa resistência à tração e a fragilidade da porcelana limitem a sua utilização, a nova geração de cerâmica pura com maior resistência do núcleo alargou também a sua utilização em pontes anteriores e posteriores.

CLASSIFICAÇÃO DE TODOS CERÂMICA

CLASSIFICAÇÃO DE TODAS AS CERÂMICAS

(A) Todas as cerâmicas sinterizadas

(1) À base de alumina - PJC, HI CERAM

(2)Leucite reforçada feldspática - Optec HSP

(3) À base de magnésia - Forsterite

(4) À base de zircónio - Mirage II

(B)   Cerâmica prensada a quente, moldada por injeção

(1) À base de leucite - IPS EMPRESS

(2) À base de dissilicato de lítio - IPS EMPRESS 2/OPC 3G

(3) À base de fosfato de lítio

(4) À base de espinélio - Alceram, Shrink Free, Cerestore

(C)   Cerâmica de vidro fundível

(1) À base de mica - DICOR

(2) À base de hidroxiapatias - CERAPEARL

(3) À base de lítio (dissilicato de lítio)

(D)   Fundição por deslizamento de todas as cerâmicas

(1) À base de alumínio - In- Ceram

(2) Baseado em Spinell - Em Ceram Spinell

(3) À base de zircónio - In Ceram Zirconia

(E)Todas as cerâmicas maquináveis

(1) CAD / CAM

Sistema Cerec - Vita Mark II, Dicor MGC

(2) Fresagem por cópia - Sistema Celay

a)   Feldspato potássico

b)   Blocos de alumínio prefabricados pré-sinterizados -eg In Ceram

(3) Cerâmicas maquináveis à base de zircónio

(4) Processo industrial CAD/CAM

(5) Sistema Cícero

(6) Procera[5]

PORCELANATO COROA DE JAQUETA

COROA DE JAQUETA DE PORCELANA

As porcelanas feldspáticas têm sido utilizadas para produzir coroas de revestimento de porcelana desde que Land, em 1903, introduziu a técnica da folha de platina. Mais tarde, em 1965, McLean e Hughes desenvolveram a porcelana aluminosa, utilizando porcelanas de núcleo de elevada resistência[1].

Tipos de PJC:

A) PJC convencional com matriz de folha de platina.

B) PJC com núcleo de alumínio utilizando matrizes refractárias.

C) Faceta labial de porcelana.

A) PJC convencional com matriz de folha de platina:

Técnica - consiste em adaptar com precisão uma fina folha de platina a um troquel do dente preparado e construir a pasta de cerâmica, tal como acontece com uma coroa metalo-cerâmica. Quando a restauração estiver concluída, a folha de platina é removida antes da cimentação.

Fabrico de matrizes de platina:

Os cortes inferiores da matriz são bloqueados com composto de modelação ou resina acrílica de polimerização automática. É utilizada uma folha de platina de 0,025 mm (0,001 polegadas) para o PJC. A platina tem uma temperatura de fusão elevada que é adequada para utilização com porcelana. Também pode ser facilmente polida no estado mole. Envolver um pedaço de folha de platina à volta do coto, fazer cortes nos cantos incisais e dobrar as extremidades formando a junta de Tinner. Esta articulação pode ser colocada lingualmente ou proximalmente. Existe uma linha de fraqueza causada pela costura, e as tensões funcionais são maiores proximalmente. Por isso, recomenda-se uma articulação lingual, exceto se houver uma redução lingual mínima.

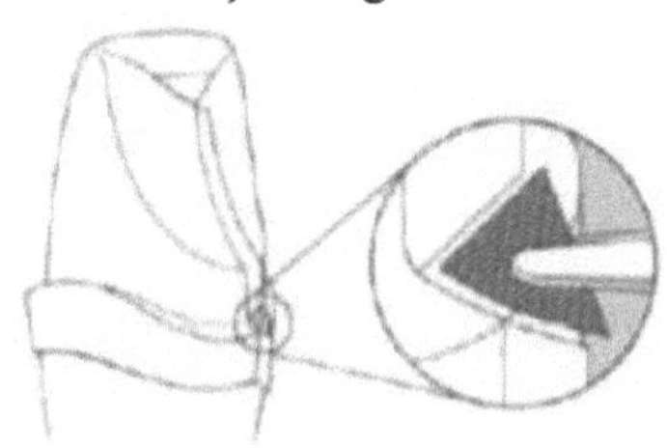

Junta de estanhagem

Remover uma secção triangular da folha de alumínio para evitar discrepâncias de margem no ombro

causadas por três espessuras de folha de alumínio, ou a folha de alumínio pode ser aliviada na junta por retificação.

Lixar a folha de alumínio até ao molde, começando pelo bordo incisal e empurrando as rugas

para os ângulos da linha gengivo-axial, continuando a lixar ao longo do ombro, da

margem e da saia. Aplique cera pegajosa para ajudar a remover a matriz.

Colocar a matriz em

Coloque a matriz no bico de bunsen ou no forno de porcelana para desgaseificação e recozimento antes da construção do núcleo.

up.

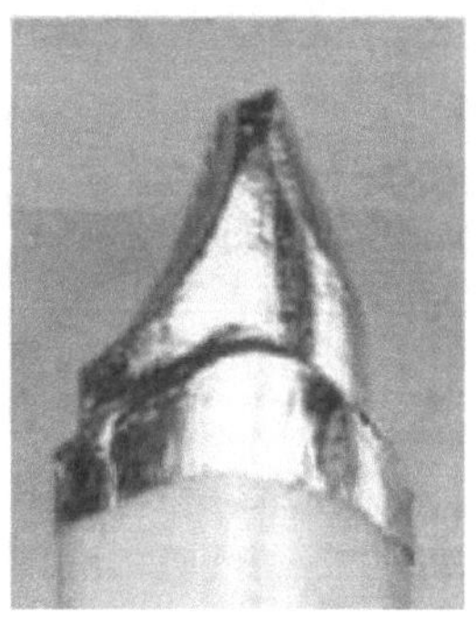

Completed Platinum Foil Matrix

Acumulação de núcleo de alumínio:

O material do núcleo com elevado teor de alumina é então aplicado apenas numa camada fina na superfície labial, à superfície lingual é dado o máximo de volume para maior resistência.

Material do núcleo ^ 0,8 - 1,2mm lingual.

0,2 - 0,5 mm facial.

Corpo em porcelana ^ 1mm facial.

0,3 - 1,6 mm lingual.

Porcelana incial ^ 1,5 - 2mm.

Ao aplicar o núcleo de porcelana com uma lâmina de barbear, criar uma vala à volta da margem para evitar a distorção da folha após a remoção causada pela contração da porcelana. Queimar a porcelana. Em seguida, requeimar o molde e preencher a vala cervical com porcelana de núcleo adicional e queimar a porcelana.

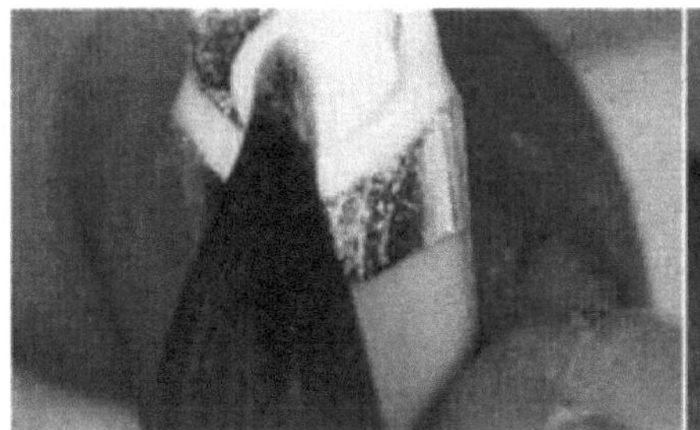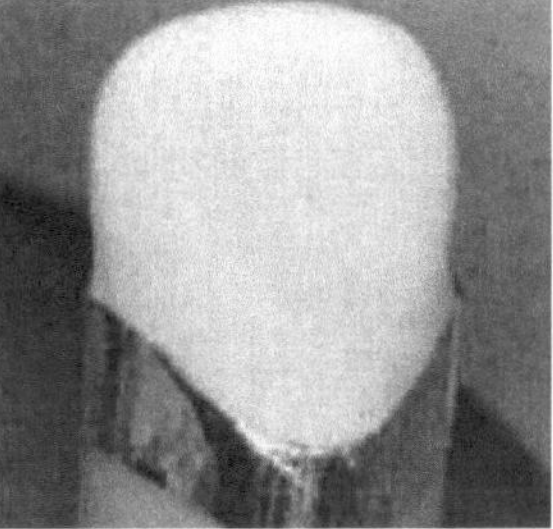

Técnica de núcleo aluminoso

Aplicação de porcelanas de incisão corporal:

Porcelanas de corpo e incisal adicionadas ao núcleo semelhantes às coroas de cerâmica matel e queimadas. Durante a aplicação da porcelana incisal, sobreconstruir o bordo incisal em 1 ou 1,5 mm para permitir a queima de shinkage.

Contorno e remoção de películas:

As porcelanas com núcleo de alumínio são de fusão mais elevada do que as porcelanas de corpo e incisais, pelo que não se deformam durante as cozeduras subsequentes. Assim, é possível remover a folha de platina antes do procedimento final de coloração e glazeamento. Mergulhe a coroa em água e levante o avental da folha de platina interior do ombro da coroa com uma pinça pontiaguda. A folha de platina pode ser levantada com um ligeiro movimento de balanço.

Experimentar, colorir e envernizar:

As restaurações de cerâmica são testadas no mês anterior ao glazeamento para ajustes finais no contorno e na textura da superfície. É preferível incorporar todas as sombras e caracterizações internamente na porcelana em vez de as adicionar através de manchas superficiais[11-12,21].

B) Coroa de jaqueta de porcelana com núcleo aluminoso usando matrizes refractárias - Hiceram:

A porcelana reforçada com alumina descrita acima é produzida através da pré-fixação do componente cristalino com a matriz vítrea.

Estes podem ser utilizados como núcleos para substituir a subestrutura utilizada nas construções de ceramo-metal. São revestidos com porcelana feldspática convencional para reproduzir o contorno e a cor de um dente natural.

Vantagens:

1) Melhoria da estética.
2) Aumento da resistência à flexão (devido ao maior conteúdo cristalino).
3) Melhoria da resistência à fratura.

Desvantagens:
1) Baixa translucidez (devido à presença de segunda fase na matriz vítrea).
2) Aumento da retração por sinterização.
3) A resistência é inadequada para utilização em dentes posteriores.
4) O ajuste é mau em comparação com o PFM.
5) Fratura clínica elevada.
6) Técnica sensível

Indicações:
Para a restauração de coroas anteriores quando a estética é a principal preocupação.
Exemplos: Hi-ceram[21] .

C) Porcelana - faceta labial:
Duas técnicas
1. Técnica de matriz de folha de platina
2. Técnica de matrizes refractárias.

LEUCITE REFORÇADO FELDSPATHIC PORCELANATO

PORCELANA FELDSPÁTICA REFORÇADA COM LEUCITE
PORCELANA FELDSPÁTICA REFORÇADA COM LEUCITE (OPTEC HSP):

Optec HSP é uma porcelana feldspática com um teor mais elevado de cristais de leucite, 45% de leucite tetragonal. A leucite é um cristal artificial feldspatoide - silicato de potássio e alumínio. A sua principal função é aumentar o CTE, aumentando consequentemente a dureza e a temperatura de fusão.

Vantagens:

1. Ausência de subestrutura metálica ou opaca.
2. Boa translucidez (uniforme).
3. Resistência à flexão moderada - 146Mpa.
4. Não são necessários equipamentos especiais de laboratório.

Desvantagens:

1. Potencial imprecisão marginal causada pela contração da sinterização da porcelana.
2. Potencial de fratura em dentes posteriores.
3. A adaptação das coroas não é tão boa como a das coroas PFM com margens metálicas.
4. O aumento do teor de leucite aumenta o desgaste in vitro dos dentes opostos.

Indicações:
- Inlays.
- Onlays.
- Coroa e facetas de baixa tensão.

Características:

1) Mais translúcida do que as coroas com núcleo de alumina / coroas com núcleo de alumina infiltrada com vidro porque tem apenas um núcleo moderadamente opaco.

2) A resistência da optec HSP é superior à da porcelana feldspática utilizada para a porcelana fundida com metal devido aos seus cristais de leucite.

- O encolhimento por condensação e sinterização ocorre quando queimado devido à redução volumétrica causada pela sinterização.

- Apenas são utilizadas porcelanas de corpo e incisais, uma vez que a opacidade proporcionada pelos cristais de leucite não requer a utilização de porcelana de núcleo.

Material de núcleo à base de magnésia:

Uma porcelana com núcleo de elevada expansão térmica foi descrita por O'Brien em 1985.

- Os cristais de magnésia foram utilizados para reforçar um vidro de elevado coeficiente de expansão, resultando num núcleo de porcelana com um módulo de elasticidade idêntico ao da porcelana reforçada com alumina - 131 Mpa.

Indicações:

1. Utilizado com porcelana de corpo normalmente utilizada para revestir restaurações metalo-cerâmicas; o material reforçado com magnésia é termicamente compatível com a porcelana de corpo devido ao seu elevado coeficiente de expansão térmica.

Vantagens:

1. Melhoria da correspondência de cores quando utilizado com folheados.

2. A resistência à flexão é duplicada - este facto deve-se ao tratamento da superfície da porcelana com núcleo de magnésia com um vidro adequado.

Foram sugeridos dois mecanismos para a melhoria da resistência:

a) O vidro penetra nos poros abertos, reduzindo efetivamente o número de defeitos de superfície.

b) O vidrado pode ter substituído a camada superficial em compressão.

Desvantagens:

Devido à elevada expansão, a porcelana com núcleo de magnésia é mais suscetível de sofrer choques térmicos durante o arrefecimento.

VIDRO CERÂMICA

VITROCERÂMICA (MOLDÁVEL E MAQUINÁVEL):

As cerâmicas de vidro são sólidos policristalinos (isto é, perda da estrutura vítrea por cristalização) preparados pela cristalização controlada de vidros (desvitrificação) que contêm agentes nucleantes. A cristalização é conseguida através de um tratamento térmico durante o qual a nucleação e o crescimento de cristais são termodinamicamente possíveis. As partículas cristalinas interrompem a propagação de fissuras e aumentam a resistência e a tenacidade.

Dependendo da composição do vidro, várias fases cristalinas podem nuclear-se e crescer dentro do vidro. A vantagem deste processo é que as restaurações dentárias podem ser fundidas através da técnica de cera perdida, aumentando assim a homogeneidade do produto final.

A maquinabilidade é outra propriedade desejável para a máxima utilidade das vitrocerâmicas como materiais dentários.

A)Cerâmica de vidro à base de mica: dicor & dicor mgc:

O Dicor é o primeiro material cerâmico fundível disponível no mercado, sendo a fase cristalina principal (55%) a Fluormica tetrasilica ($KMg_{2.5}Si_4O_{10}F_2$). Dicor é uma mistura complexa de óxido de potássio, óxido de magnésio, fluoretos e dióxido de zircónio.

O Dicor é um vidro fundível que é moldado num inlay, numa faceta facial ou numa restauração de coroa completa através de um processo de fundição por cera perdida semelhante ao dos metais.

O vidro fundido é reinvestido antes do tratamento térmico de cristalização para evitar a flacidez ou o arredondamento das arestas a alta temperatura. Para o efeito, é utilizado um revestimento ligado a gesso à base de leucite.

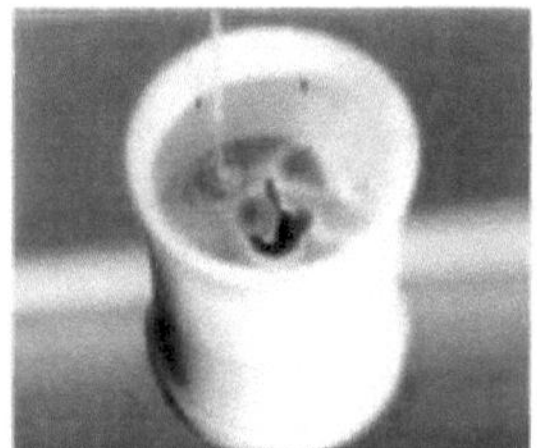

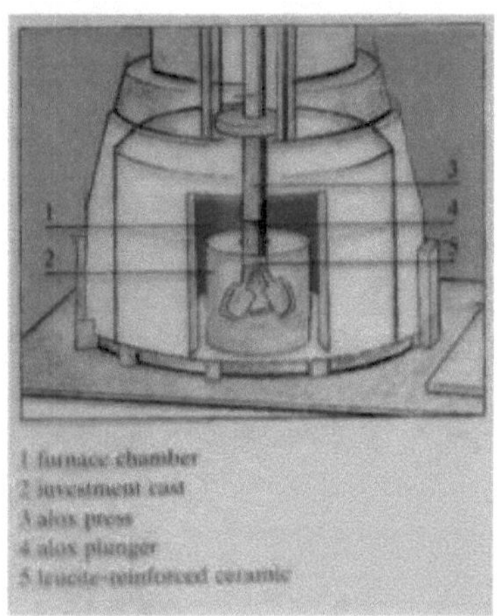

É efectuado um tratamento térmico de uma única etapa com seis horas de permanência a 1070°C. Este tratamento térmico provoca o crescimento de cristais microscópicos semelhantes a placas de material de mica cristalina no interior da matriz de vidro. Este processo de nucleação e crescimento de cristais é designado por **"ceramização"**.

A mica reage com o investimento para produzir uma camada de cerâmica constituída por silicato de cálcio e magnésio, o que diminui significativamente a resistência da vitrocerâmica.

Após a ceramização, a coroa é encaixada no molde preparado e depois revestida com porcelana de revestimento para combinar com a forma e o aspeto dos dentes adjacentes. Torna-se monocromática quando ceramizada. Boa estética com efeito camaleão, uma vez que a cor é captada pelos dentes adjacentes, bem como pelos cimentos coloridos utilizados para a cimentação. O processo de ceramização resulta numa maior resistência e tenacidade, maior resistência à abrasão, resistência ao choque térmico, durabilidade química e diminuição da translucidez.

DICOR - MGC:

Qualidade superior - cristalizado pelo fabricante e fornecido como blocos CAD-CAM ou lingotes. Contém 70% de plaquetas de mica de flúor tetrasilico de 2iun de diâmetro.

As propriedades mecânicas são semelhantes às da vitrocerâmica Dicor, mas tem menos translucidez.

Desvantagens do Dicor:

* Utilização limitada em áreas de baixa tensão devido à baixa resistência à tração e
* Incapacidade de ser colorido internamente (por isso, foi recentemente descontinuado).

Vantagens do Dicor:

* Facilidade de fabrico.
* Melhoria da estética.
* Encolhimento mínimo no processamento.
* Bom ajuste marginal.
* Resistência à flexão moderadamente elevada.
* Baixa expansão térmica.
* Abrasividade mínima do esmalte dentário[5,10,21].

B) cerâmica de vidro à base de hidroxiapatite - cerapearl:

Cerâmica de vidro fundível com oxiapatite como fase cristalina principal. Sistema vítreo complexo de óxidos de cálcio, fósforo e silício. A oxiapatite é transformável em hidroxiapatite quando exposta à humidade, sendo semelhante à estrutura da apatite no corpo, nos ossos e nos dentes.

A fundição, a cerâmica e o revestimento são efectuados de forma semelhante ao dicor.

C)vitrocerâmica à base de lítio:

Trata-se de um sistema vitrocerâmico experimental com $Li_2O-Al_2O_3-CaO-SiO_2$ como fase cristalina, baseado na investigação para produzir vitrocerâmicas mais resistentes e de maior resistência.

PRESSÃO QUENTE - INJECÇÃO MOLDADO CERÂMICA

PRENSADO A QUENTE - MOLDADO POR INJECÇÃO
CERÂMICA (IPS Empress 1, 2 e Allceram).

Este método utiliza um pistão para forçar um lingote cerâmico aquecido através de um tubo aquecido para dentro de um molde, onde a forma cerâmica arrefece e endurece de acordo com a forma do molde. Após a solidificação, o molde refratário é quebrado e a cerâmica é recuperada, sendo depois desbastada, corada e vidrada, ou pode ser folheada. A prensagem a quente ajuda a evitar grandes poros e promove uma boa dispersão da fase cristalina na matriz vítrea.

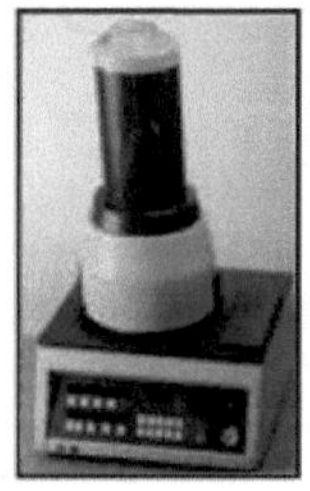

Máquina de moldagem por injeção

Vantagens:
- Falta de metal.
- Núcleo de cerâmica translúcida.
- Resistência à flexão moderadamente elevada.
- Excelente ajuste.
- Excelente estética.

Desvantagens:
- Potencial de fratura em zonas posteriores.
- É necessário utilizar um cimento de resina.

A)Cerâmicas à base de leucite - IPS EMPRESS / OPC..:

As cerâmicas à base de leucite contêm cerca de 35 a 55% de leucite (KAl Si2O6 ou

K2O. Al2O3. 4Sio2), o que aumenta a resistência à propagação de fissuras.

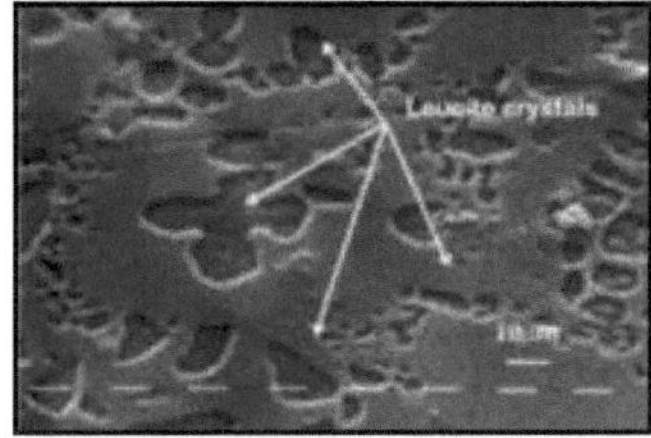

Os lingotes de cerâmica são prensados a 1150°c (sob pressão de 0,3 a 0,4MPa) no molde refratário feito pela técnica de cera perdida. A temperatura é mantida durante 20 minutos num forno de prensagem automático especialmente concebido para o efeito.

Os lingotes de cerâmica estão disponíveis em diferentes tonalidades. A microestrutura final é constituída por cristais de leucite com 1 a 5 micrómetros de tamanho e distribuídos numa matriz vítrea.

Aplicação de porcelana de revestimento - 2 técnicas.
- técnica de coloração.
- técnica de estratificação

A cerâmica de revestimento também contém cristais de leucite numa matriz de vidro.

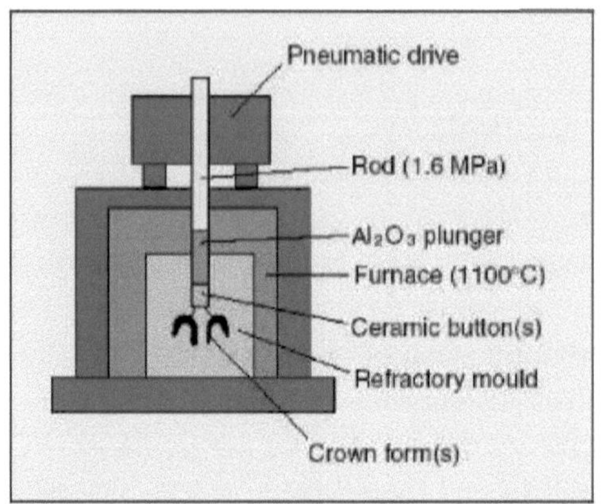

Esquema da via de prensagem a quente para a produção de uma restauração de cerâmica de vidro reforçada com leucite

O CET do material IPS Empress para a técnica de estratificação (14,9x 10^{-6} /°c) é menor do que o do material para a técnica de coloração (18x 10^6/ c) para ser compatível com o CET da porcelana de estratificação.

A resistência à flexão destas cerâmicas (120Mpa) é cerca do dobro da das porcelanas feldspáticas convencionais. O aumento da resistência é atribuído a uma boa dispersão dos finos cristais de leucite, bem como às tensões de compressão tangenciais resultantes da incompatibilidade de contração térmica entre os cristais de leucite e a matriz vítrea.

Indicações: -coroas anteriores e de porcelana.

B)Cerâmicas à base de dissilicato de lítio - IPS EMPRESS 2/OPC 3G

Estes materiais contêm dissilicato de lítio ($Li_2Si_2O_5$) como uma fase cristalina principal. Prensado a quente no intervalo de temperatura de 890°c a 920°c. A microestrutura final

consiste em 60% de cristais alongados de dissilicato de lítio de 0,5 a 5 micrómetros de comprimento dispersos numa matriz vítrea.

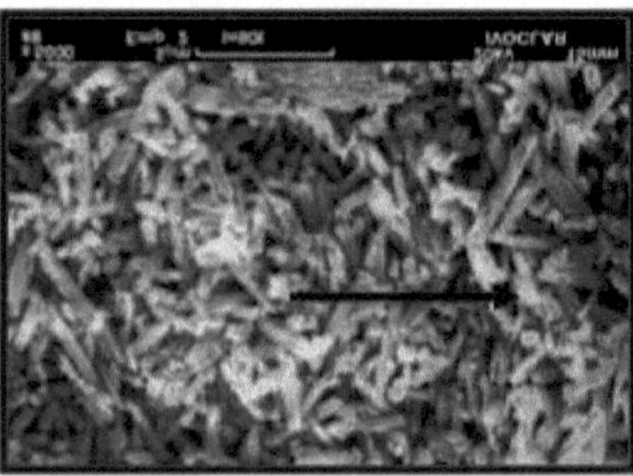

cristais de dissilicato de lítio

Estes cristais têm uma microestrutura invulgar na medida em que contêm muitas pequenas placas interligadas como cristais que estão orientados aleatoriamente.

Isto é ideal do ponto de vista da resistência, uma vez que os cristais em forma de agulha fazem com que as fissuras se desviem, se ramifiquem ou se tornem rombas. Assim, a propagação das fissuras é travada. Está também presente uma segunda fase cristalina constituída por ortofosfato de lítio.

Existe uma ligeira diminuição da translucidez no IPS Empress 2 em relação ao IPS Empress. A cerâmica de recobrimento contém cristais de apatita. O CET da cerâmica de vidro de apatita de revestimento é de 9,7ppm/°c, semelhante ao da cerâmica do núcleo - 10,6ppm/°c. As vitrocerâmicas à base de dissilicato de lítio têm uma resistência à flexão superior de 350 MPa e uma resistência à fratura de 3,2 MPa.

Indicações - Coroas anteriores e posteriores e FPDs de pré-molares

Cerâmica prensável Optec (OPC):

- O OPC é um tipo de porcelana feldspática com um teor elevado de leucite, processada por moldagem sob pressão e calor.

Indicações:

1) Embutido.
2) Folheado.
3) Coroas completas.
4) Material de núcleo para porcelana feldspática.

Elevada abrasividade em relação à estrutura dentária.

Resistência à flexão - 165MPa.

Tanto a Optec como a IPS Empress produzem restaurações cerâmicas fortes, translúcidas, densas e graváveis[22-23] .

IPS e.max Press:

O IPS e.max Press (Ivoclar Vivadent) foi introduzido em 2005 como um material cerâmico de prensagem melhorado, comparado com o IPS Empress 2. Ele também consiste de uma cerâmica de vidro prensada de dissilicato de lítio, mas a sua

As propriedades e a translucidez são melhoradas através de um processo de cozedura diferente. O sistema inclui materiais para a técnica de injeção e para as aplicações CAD/CAM. A cerâmica vítrea IPS e.max Ceram é o denominador comum, porque ela pode ser usada para fabricar facetas para estruturas prensadas e fresadas.

A *vantagem* deste sistema: Os técnicos de prótese dentária necessitam apenas de uma cerâmica de estratificação para os diferentes materiais de estrutura em cerâmica pura.

Materiais para a técnica PRESS:

IPS e.max Press é uma pastilha cerâmica de prensagem de dissilicato de lítio.

No processo de fabricação utilizado, são produzidas pastilhas homogéneas em diferentes graus de opacidade, que demonstram alta resistência consistente. Os valores de resistência da IPS e.max Press registam 400 MPa. As pastilhas são prensadas na forma desejada, nos fornos de prensagem da Ivoclar Vivadent.

Estas estruturas de precisão são adequadas para restaurações de dentes unitários e pontes na região anterior e posterior. As estruturas da cor do dente são revestidas com IPS e.max Ceram.

IPSe.max Press e IPSe.max ZirPress

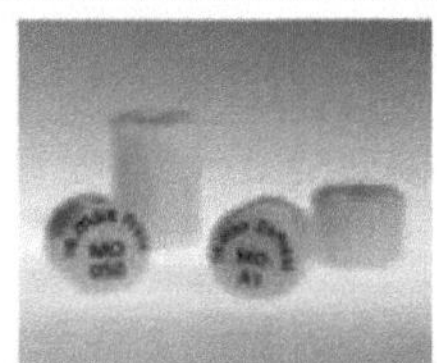

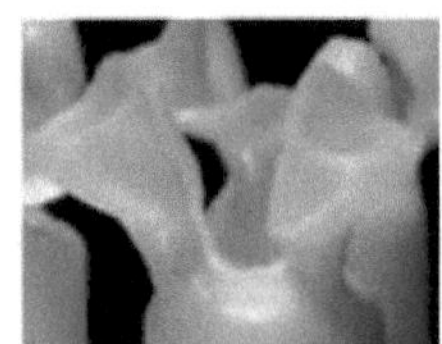

Coroas e facetas anteriores fabricadas com IPSe.max Imprensa

IPS e.max ZirPress é uma pastilha de cerâmica vítrea de fluorapatita, que combina os benefícios da técnica PRESS com os benefícios das aplicações CAD/CAM. O material é prensado sobre as estruturas IPS e.max ZirCAD, para criar restaurações altamente estéticas. Os cristais de apatita, contidos na cerâmica, são responsáveis pelo controle da dispersão natural da luz e pelo alto nível de brilho e translucidez, para proporcionar um ótimo mascaramento das estruturas de óxido de zircônio menos translúcidas. A IPS e.max ZirPress é usada para prensar restaurações totalmente anatômicas ou núcleos de dentina sobre a estrutura, com pouco esforço técnico e gasto de tempo. Desta maneira, são produzidas restaurações econômicas, altamente estéticas e funcionais, com estruturas de óxido de zircônio. Dependendo do caso, o IPS e.max ZirPress pode ser caracterizado ou estratificado com o IPS e.max Ceram[5,24-25]

C)Cerâmica de vidro prensável à base de espinélio: Todas as cerâmicas..:

Contém espinélio de magnésio (Mg Al_2O_4) como fase cristalina principal, inicialmente introduzido como sistema cerestore 'shrink - free'. Vantagem - excelente maginal das restaurações[23] .

SLIP CAST CERÂMICA

CERÂMICA DE FUNDIÇÃO POR DESLIZAMENTO

A fundição por deslizamento consiste na condensação de uma barbotina aquosa de porcelana sobre um molde refratário. A porosidade do molde refratário favorece a condensação através da absorção da água da barbotina por ação capilar. A peça é então cozida a alta temperatura no molde refratário. Normalmente, o refratário encolhe mais do que a barbotina condensada, de modo que a peça pode ser facilmente separada após a cozedura. O núcleo poroso cozido é posteriormente infiltrado com vidro, através do qual o vidro fundido é arrastado para os poros por ação capilar a alta temperatura.

Vantagens:

- Apresentam uma porosidade reduzida.
- Menos defeitos de processamento.
- Maior tenacidade do que as porcelanas feldspáticas convencionais.

Cerâmica de fundição por deslizamento inclui:

a)Alumina em cera

b) Espinélio em espuma &

c) Zircónia In- ceram

a) Inceram - Alumina: (à base de alumina)

O deslizamento à base de alumina é aplicado ao molde refratário de gesso reforçado para encolher durante a queima. O teor de alumina do deslizamento é superior a 90% com tamanho de partícula entre 0,5 e 3,5 gm. Após a cozedura durante 4 horas a 1100°C, o revestimento poroso de alumina é moldado e infiltrado com vidro contendo lantânio durante uma segunda cozedura a 1150°C durante 4 horas. O núcleo final contém 70wt% de alumia infiltrada com 30wt% de vidro de lantânio de sódio.

Depois de aparar o excesso de vidro, a restauração é revestida com uma faceta de porcelana de exposição correspondente.

Elevada resistência à flexão de 500 MPa.

Indicado para coroas anteriores e posteriores e FPDs anteriores de três unidades[22-23,26] .

Fabrico de restaurações de alumina fundida por deslizamento:

Equipamento necessário para o processamento de Vita In-Ceram

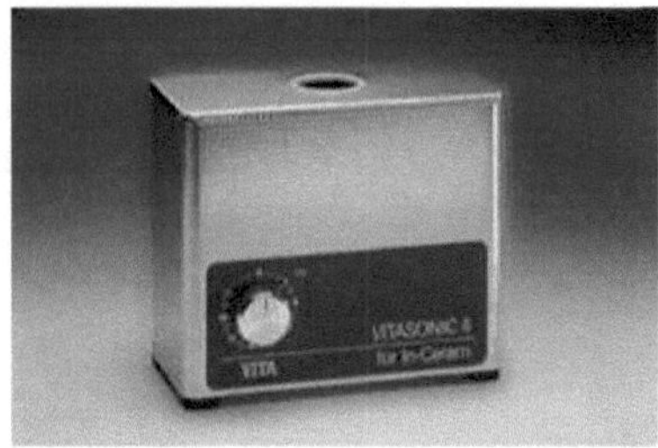

VITASONIC II

VITASONIC II é um aparelho de ultra-sons de alta frequência especial para a técnica VITA In-Ceram para misturar o deslizamento de pó.

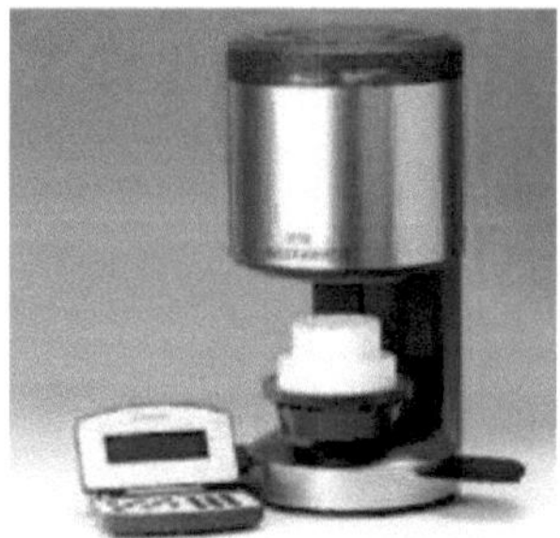

VITA INCERAMAT 3

VITA INCERAMAT 3 é um forno especial para a tecnologia VITA In-Ceram. Um novo modelo do forno especial INCERAMAT foi especialmente concebido para a técnica VITA In-Ceram e no qual são efectuados os processos de queima por sinterização e infiltração.

Processo de fabrico:

1. Duplicar o molde de trabalho com um material de impressão elastomérico e vazá-lo com o material refratário especial do molde. Os cortes inferiores devem ser previamente bloqueados e devem ser aplicadas duas demãos de espaçador de matriz. Quando o material do molde estiver completamente endurecido (2 horas), remover o molde, marcar as margens e aplicar o agente molhante.

2. Misturar o tom adequado de pasta de alumina com agitação ultra-sónica. Colocar a mistura sob vácuo, aplicá-la com um pincel no molde de gesso e moldá-lo com uma lâmina, aparando cuidadosamente as margens.

3. O deslizamento é queimado num forno especial, inicialmente através de um ciclo de secagem prolongado a 120° C (248° F) que seca o material da matriz, que encolhe e se afasta do núcleo. De seguida, a alumina é queimada a 1120° C (2048° F). O núcleo resultante é poroso e fraco nesta fase, mas pode ser cuidadosamente transferido para o molde principal após a cozedura do molde O espaçador é removido. A retração de sinterização relativamente baixa (cerca de 0,3%) é compensada por uma expansão do material refratário.

4. Pintar uma camada espessa da tonalidade adequada da mistura de vidro sobre a superfície do núcleo e cozer a 1100° C (2012° F). À medida que o vidro derrete, é arrastado para os interstícios da alumina por ação capilar, produzindo uma estrutura composta densa com excelentes propriedades de resistência.

5. Remoção do excesso de vidro do núcleo por trituração e abrasão de partículas em suspensão no ar. A porcelana do corpo e incisal é aplicada ao núcleo de forma semelhante à das coroas metalo-cerâmicas. A distribuição do pó é regulada por uma prescrição pormenorizada da cor do paciente. Com a experiência, o profissional será capaz de misturar diferentes infiltrações de vidro dos pós de coping VITA In-Ceram para corresponder a quase todas as cores. Se necessário, podem ser efectuadas queimas de teste para ajudar a selecionar a mistura correcta em situações difíceis.

6. Depois de humedecer o núcleo, misturar o pó com o líquido de modelagem e aplicar em incrementos com um pincel.

7. Remover a humidade com um lenço de papel encostado à superfície lingual. A ação capilar condensará as partículas de porcelana. Uma ligeira vibração traz mais humidade para a superfície antes de ser adicionado o próximo incremento. Para evitar a formação de espaços vazios entre os incrementos, adicionar sempre a uma superfície húmida.

8. Quando a coroa tiver a forma correcta, corte-a para dar espaço à porcelana incisal.

9. Aplicar a porcelana incisal, sobrepondo o bordo incisal em 1 ou 1,5 mm para permitir a contração da cozedura.

10. Condensar ligeiramente a acumulação com uma escova grande. Absorver o excesso de humidade com um lenço de papel.

11. Retirar a coroa do molde de trabalho e adicionar material interproximalmente para permitir a contração.

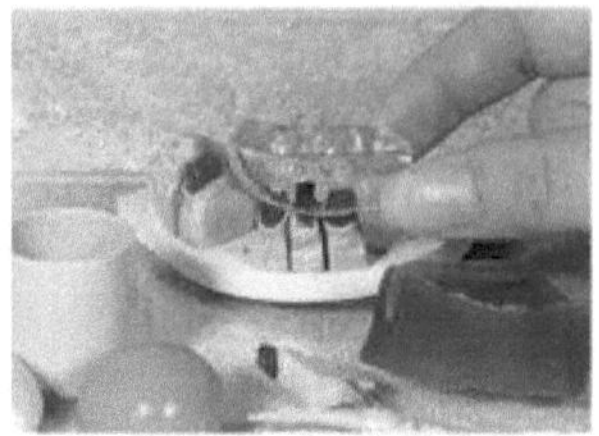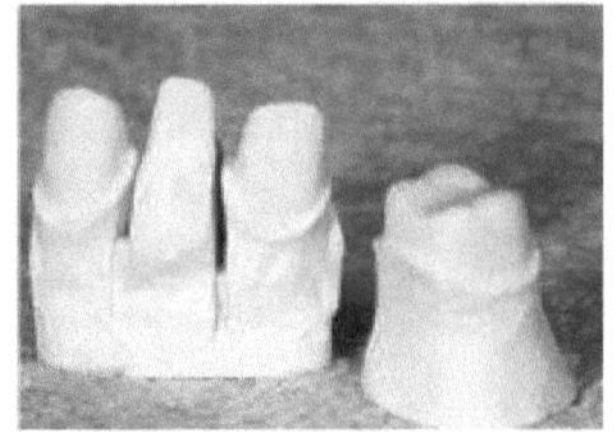

Duplicação do molde de trabalho Molde de gesso especial

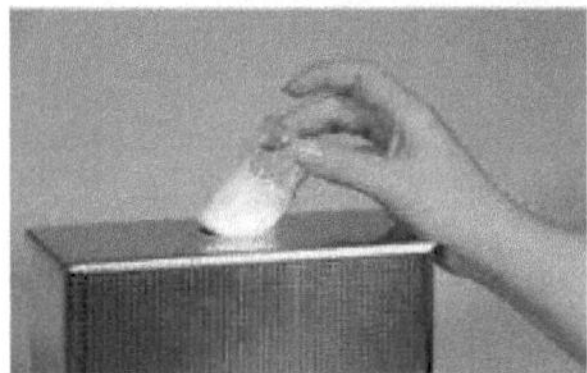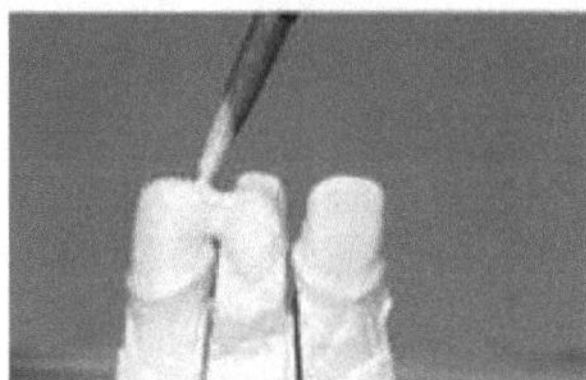

Agitação ultra-sónica do deslizamento Aplicação do deslizamento

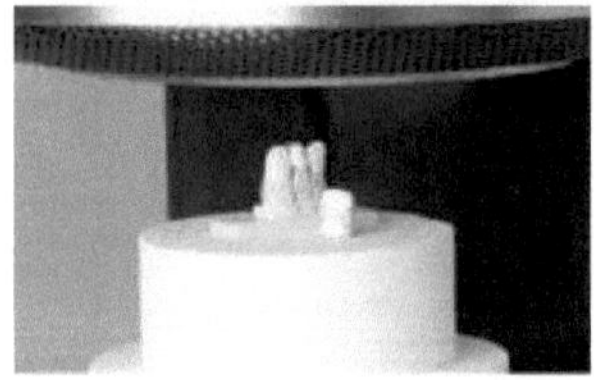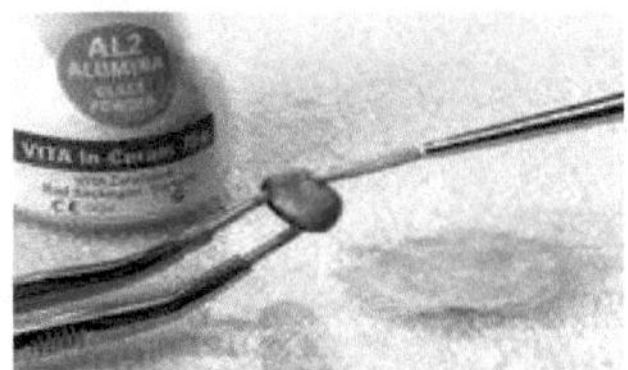

Sinterização do vidro de deslizamento Infiltração de copings de coroa

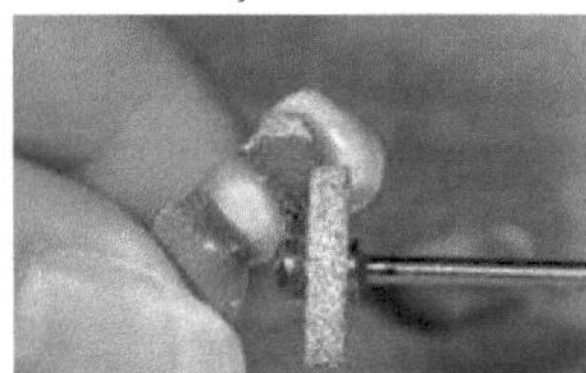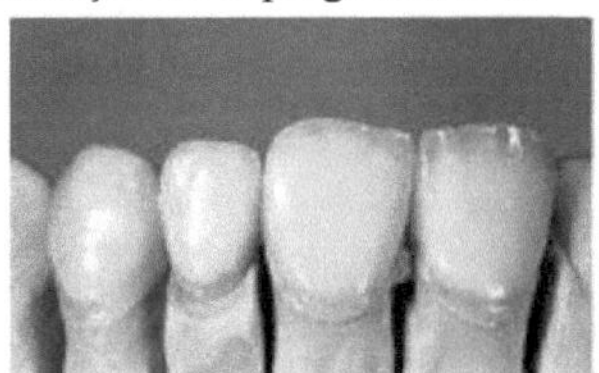

Remoção do excesso de vidro Subestruturas acabadas

Vantagens:
- Resistência à flexão e tenacidade à fratura moderadamente elevadas.
- Estrutura sem metal .
- Capacidade de ser utilizado com sucesso com agentes de cimentação convencionais.

Desvantagens:
- A adaptação marginal não é tão boa como a conseguida com outras cerâmicas.
- Elevado grau de opacidade.
- Incapacidade de ser gravado.

- Sensibilidade da técnica e necessidade de um número relativamente elevado de trabalhadores qualificados.

b) Inceram - spinell (à base de spinell):

Contém espinélio de magnésio como a principal fase cristalina (Mg Al2O4) com vestígios de alfa-alumina, o que melhora a translucidez da restauração final. Maior translucidez do que as cerâmicas de núcleo ICA e ICZ. Resistência à flexão ^350 Mpa. (inferior ao ICA).

Indicado para inlays, onlays e facetas unitárias anteriores.

c) Inceram Zirconia (à base de zircónio):

O núcleo ICZ é uma mistura de Al2O3 e ZrO2 (tetragonal). O núcleo final contém 30 wt% de zircónio e 70 wt% de alumínio.

Resistência à flexão de 700MPa.

Indicações: utilizado para coroas posteriores e FPD'S posteriores.

Não recomendado para próteses anteriores devido à elevada opacidade.

A mais forte e mais resistente das três cerâmicas de núcleo Maior opacidade do que o ICA.

Vantagens colectivas das 3 cerâmicas de fundição deslizante infiltradas com vidro:

1 Falta de metal.
2 Resistência à flexão e tenacidade relativamente elevadas.
3 Capacidade de ser cimentado com sucesso com qualquer cimento.
4 Elevado valor perio-prostético,
5 excelente biocompatibilidade
6 Não há tendência para a formação de placas,
7 Alta precisão de ajuste[12,15].

PROCERA
SISTEMA

PROCERA - ALLCERAM

Composto por um núcleo de óxido de alumínio de elevada pureza, densamente sinterizado, combinado com porcelana de revestimento All ceram compatível. Utilizada para coroas anteriores e posteriores, facetas, onlays e inlays.

SISTEMA PROCERA

O scanner Procera analisa a superfície do dente preparado e transmite os dados à unidade de fresagem para produzir um molde alargado através do processo CAD-CAM. O núcleo cerâmico é prensado a seco no molde, sendo depois sinterizado (1600°c durante 1 hora) e revestido. Assim, a contração de 15-20% do núcleo cerâmico durante a sinterização é compensada pela construção de um padrão cerâmico sobredimensionado. A resistência média à flexão para a alumina e a zircónia Procera é de 639 e 1158 MPa, respetivamente. O controlo da cor requer aperfeiçoamento, uma vez que a cor da alumina sinterizada varia de acordo com as condições de queima e é difícil de controlar[10].

Procedimento para a coroa Procera All Ceram: A Procera All Ceram foi introduzida em 1993[28]. Nesta técnica é utilizada uma alumina de alta pureza densamente sinterizada (Al2O3 >99,9%). As coroas de zircónio também podem ser produzidas com esta técnica.

* *Preparação do dente:*

Uma preparação de chanfradura moderada com contornos arredondados e suaves e uma ausência de ângulos de linha acentuados produzirá a precisão óptima de ajuste da eventual coifa. As margens da preparação do dente cuidadosamente suavizadas parecem ser obrigatórias, porque a ponta da sonda de uma unidade de scanner Procera com um diâmetro de 2,5 mm foi teoricamente incapaz de localizar irregularidades ou ranhuras com raios inferiores a 1,25 mm no processo de leitura. A linha de acabamento interna do preparo deve ser arredondada, especialmente na borda do preparo chanfrado, com uma profundidade de 0,8 a 1,0mm. A redução oclusal deve ser de pelo menos 2,0mm para garantir a espessura da porcelana. As caixas ou sulcos proximais devem ser evitados. No entanto, as concavidades interproximais que proporcionam uma forma de resistência podem ser utilizadas com pré-molares e molares se tiverem ângulos arredondados para aceitar a ponta de sonda.

Os diamantes ultra-finos ou as brocas de carboneto de tungsténio são os instrumentos de eleição para a redução final dos dentes e para o alisamento das margens. Quanto maior for a definição da linha de acabamento no dente e nos cotos, mais precisamente a margem é registada pelo scanner e eventualmente delineada na estação de desenho assistido por computador. Uma vez concluída a preparação, a impressão é efectuada e o coto é fabricado com técnicas de rotina. Quando os moldes principais do dente preparado e da dentição oposta tiverem sido articulados, o coto pode ser removido do seu molde e preparado para digitalização com o scanner Procera.

- *Utilização do sistema de conceção assistida por computador:*

O sistema Procera consiste numa estação de desenho controlada por computador, na qual um dispositivo de digitalização controlado por um computador pessoal mapeia a superfície do coto e a réplica do dente preparado. Antes do início da digitalização, o coto é escavado abaixo da linha de acabamento para definir claramente a extensão da preparação.

A matriz é então orientada verticalmente no suporte de matriz do scanner. Uma bola de safira forma a ponta da sonda do scanner que entra em contacto com a superfície do coto à medida que este roda em torno de um eixo vertical. Uma pressão extremamente leve de aproximadamente 20g mantém a sonda em contacto com o coto enquanto este roda.

À medida que a plataforma roda, é recolhido um ponto de dados por cada grau em torno da circunferência de 360 graus do molde. Durante cada rotação do molde, a sonda é automática e continuamente elevada 200 um pelo computador e é lida outra linha de digitalização até que todo o contorno da superfície do molde tenha sido mapeado, pelo que a preparação média exigirá cerca de 50.000 leituras para uma digitalização exacta. Quando a digitalização estiver concluída, os dados são visualizados no ecrã do computador para verificar se estão completos, tal como definido pela ausência de qualquer vazio na topografia da preparação ilustrada e de linhas de digitalização contínuas sem interrupção no conjunto de dados. Após a conclusão da avaliação do conjunto de dados, podem ser visualizados gráficos bidimensionais no ecrã do computador e rodados 5 ou 10 graus em torno do eixo vertical do molde.

A marcação da linha de chegada nos gráficos bidimensionais é o próximo passo a ser completado durante o desenho do coping. Uma metade do gráfico bidimensional, começando na posição inicial da varredura [0 graus], é trazida para o ecrã e ampliada de modo a que a margem da preparação possa ser claramente distinguida da extensão da preparação. A cada 10 graus de rotação, a margem da matriz ou linha de chegada é marcada pelo operador através de comandos informáticos e o software interpola o segmento entre as marcas. A linha de chegada é ainda mais refinada pelo operador, que repete este processo marcando a margem em incrementos de 5 graus. Quando a margem da preparação estiver definida, é guardada num ficheiro informático para desenhar o coping.

O passo seguinte no processo de conceção consiste em estabelecer a espessura do coping. Por norma, a espessura da coifa é de 600 um; no entanto, em situações especiais, o operador pode optar por alterar esta dimensão. O ângulo de emergência da coifa em relação ao dente e o espaço de alívio para o agente de cimentação são automaticamente estabelecidos por um algoritmo informático. Quando o desenho estiver concluído, o ficheiro é guardado no computador e transferido via modem para a estação de produção.

- *Fabrico do coping:*

Os dados da preparação e o desenho do coping são transferidos para uma máquina de fresagem controlada por computador, onde o coping é fabricado com tecnologia avançada de pós e técnica CAD/CAM. Este processo tem em conta a contração de sinterização de aproximadamente 20%, ampliando um modelo da preparação que é utilizado no processo de fabrico. Um pó de óxido de alumínio de elevada pureza é compactado contra o modelo de preparação ampliado, a forma exterior do coping é fresada e o coping é sinterizado até à densidade total a 1600 °C. Em seguida, é ajustado, rectificado, polido e gravado termicamente antes da aplicação da porcelana.

As coifas, quando concluídas e inspeccionadas para controlo de qualidade, o técnico de prótese dentária finaliza a restauração com a adição de porcelana de revestimento para criar a forma anatómica e as qualidades estéticas adequadas[1,5,27-28].

- *Adição da porcelana de revestimento:*

Foi desenvolvida uma porcelana de revestimento especial com um coeficiente de expansão térmica (7×10^{-6} C°) ajustado para corresponder ao do óxido de alumínio para revestir o coping. As porcelanas de revestimento estão quimicamente ligadas ao óxido de alumínio densamente sinterizado por ligações iónicas e covalentes. O material cerâmico tem propriedades fluorescentes que correspondem às da dentição natural. Estas propriedades fluorescentes e a vitalidade da restauração minimizam os problemas de metamerismo. A construção das porcelanas de dentina, incisal e transparente é efectuada de acordo com a estrutura de camadas do desenho do dente. Caracterizações como mamelões, dentinas secundárias e contrastes podem ser realizadas com as porcelanas intensivas.

- *Tratamento da superfície da restauração antes do procedimento de cimentação:*

As ligações químicas e o encravamento micromecânico são factores-chave para a adesão da resina cerâmica. O tratamento da superfície de encaixe restringe-se normalmente à combinação de jato de areia e agente de acoplamento de silano. O Panavia 21 é o agente de cimentação de resina que é o cimento de eleição, parece proporcionar ligações de resina bem sucedidas e previsíveis à cerâmica de óxido de alumínio densamente sinterizada e à cerâmica de óxido de zircónio. O cimento de ionómero de vidro pode ser sugerido para utilização quando o controlo da humidade não é o ideal[27].

PROCEDIMENTO DE FABRICO DA COROA PROCERA

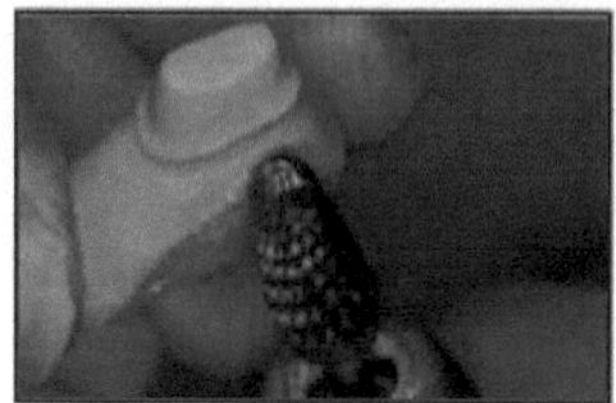

DITCHING OF THE DIE

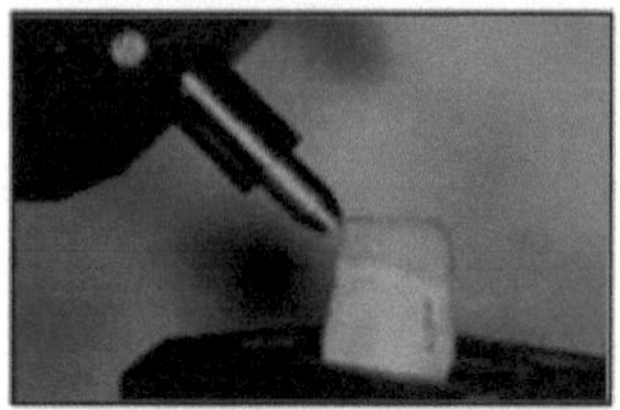

SCANNING OF THE DIE

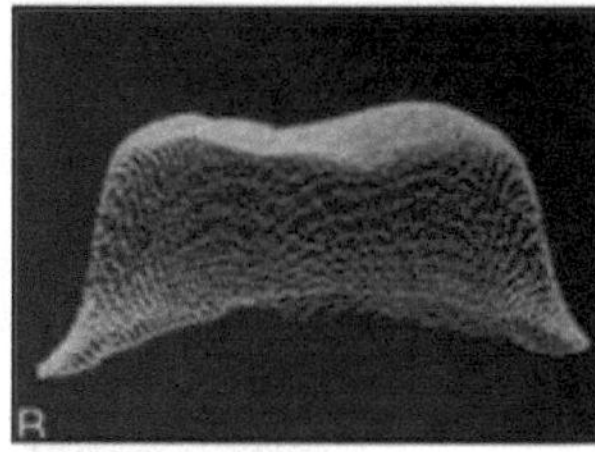

3-D SHAPE OF THE DIE

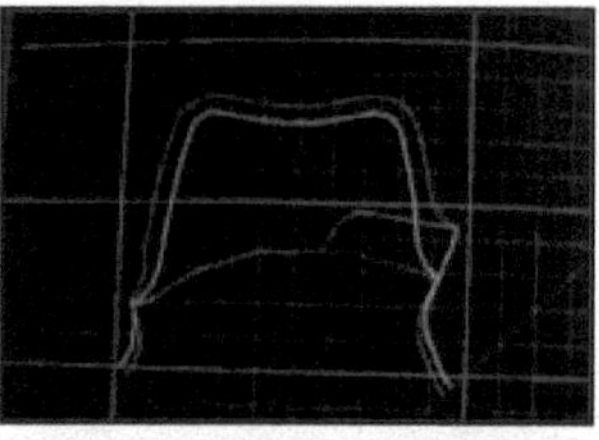

2-D IMAGE OF THE DIE WITH COPING DESIGNED

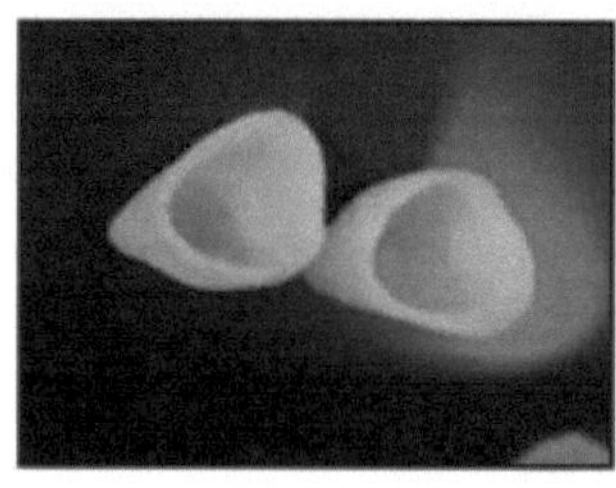

FABRICATED ALLCERAM COPING

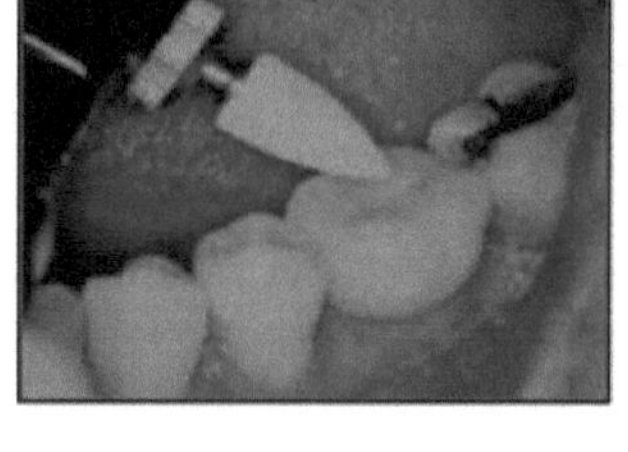

FINISHED PROCERA ALLCERAM CROWN

ESCAVAÇÃO DO COTO DIGITALIZAÇÃO DO COTO
FORMA TRIDIMENSIONAL DO COTO IMAGEM BIDIMENSIONAL DO COTO COM DESENHO DO COPING
COPA DE ALLCERAM FABRICADA COROA DE ALLCERAM PROCERA ACABADA

FABRICÁVEL CERÂMICA

CERÂMICA MAQUINÁVEL

As cerâmicas maquináveis são fresadas para formar inlays, onlays e facetas utilizando equipamento especial.

Dois sistemas:

1) CAD- CAM - Tecnologia de conceção assistida por computador / maquinagem assistida por computador.

2) Sistema de fresagem de cópias.

1) CAD - CAM CERAMICS

Este sistema ajuda a produzir restaurações de cerâmica numa única visita ao consultório.

Fabrico: Neste método, a preparação é digitalizada e é obtida uma imagem computorizada. A restauração é então projectada com a ajuda do computador a partir de blocos de cerâmica por uma máquina de fresagem controlada por computador.

As máquinas anteriores só conseguiam guiar a superfície interna do inlay ou da coroa de acordo com a imagem digitalizada. A superfície externa tinha de ser rectificada manualmente. Os modelos actuais de máquinas CAD - CAM também podem retificar a superfície externa.

Fornecido como: BLOCOS de materiais cerâmicos densos.

Por exemplo: BLOCOS de porcelana feldspática (Vita blocks MK II) ou BLOCOS de cerâmica de vidro (Dicor MGC).

Sistema popular : Sistema Cerec.

Vantagens:

1   Redução do tempo de cadeira.

2   Não há necessidade de impressionar.

3   . Porosidade reduzida, logo maior resistência.

4   . Marcação única (incrustações).

5   Boa aceitação do paciente.

Desvantagens:

1. Equipamento muito caro.

2. A precisão marginal é fraca - com valores de 100 a 150gm. A colagem das restaurações com cimento de resina compensa a má adaptação marginal.

3. A digitalização da preparação é sensível à técnica

4. Falta de suporte de processamento controlado por computador para o ajuste oclusal[11] .

2) CÓPIA DE CERÂMICA FRESADA

Neste sistema, um padrão de resina dura é feito num molde de pedra tradicional. Este padrão artesanal é depois copiado e maquinado a partir de um bloco de cerâmica, utilizando um dispositivo pantográfico semelhante, em princípio, ao utilizado para duplicar chaves.

O *sistema celay* utilizava esta técnica de fresagem por cópia.

Os blocos de cerâmica estão disponíveis em diferentes tonalidades. O Vita-celay é utilizado no sistema celay e contém sanidina como fase cristalina principal numa matriz vítrea. Atualmente, também se utilizam blocos de alumina présinterizados e fundidos por deslizamento In-ceram.

Esta tecnologia é utilizada para fazer subestruturas para coroas e pontes. A subestrutura é depois infiltrada com vidro e construída com porcelana de revestimento e cozida para completar a restauração.

CEREC SISTEMA

SISTEMA CEREC

O desenvolvimento do método **CEREC** - CAD/CAM, que foi o primeiro dispositivo CAD/CAM disponível comercialmente em medicina dentária, teve início em 1980 e, desde então, o sistema tem sido continuamente melhorado. O nome CEREC significa CEramic REConstruction. Atualmente, Cerec significa "Chair Side Economical Restorations of Esthetic Ceramics" (Restaurações Económicas de Cerâmica Estética com Apoio da Cadeira).

Gerações de Cerec:

Os blocos cerâmicos industriais são fresados em condições óptimas e controladas. Desde o seu desenvolvimento em 1980, o sistema Cerec (Sirona Dental Systems, Bensheim, Alemanha) foi objeto de várias modificações técnicas.

O sistema de primeira geração foi o Cerec 1 (imagem 2D), desenvolvido por Mormann e Brandestini (1987), que utiliza o fabrico em consultório de restaurações intra-orais, tais como onlays, inlays e/ou facetas. Posteriormente, o Cerec 2 (imagem 2D) foi introduzido em 1994 com o software e o hardware concebidos para fabricar coroas completas e restaurações intra-coronárias.

Em 2003, o sistema Cerec 3 mostrou uma melhoria notável em comparação com o sistema Cerec 2 com uma câmara ótica intra-oral melhorada. Foi utilizada para reproduzir detalhes finos e melhorar a capacidade do software para registar imagens 3D para uma preparação rápida.

Em 2005, foi criado o sistema CAD/CAM Cerec inLab MC XL (software In Lab 3D, Sirona Dental GmbH, Alemanha) para fabricar uma variedade de restaurações, incluindo copings de coroas, estruturas de pontes de longo alcance, coroas de contorno completo, inlays, onlays, provisórios e facetas com uma fresadora de topo de gama. De acordo com o fabricante, esta máquina pode reduzir significativamente os tempos de fabrico de coroas, coroas totalmente fabricadas e estruturas de (até) 10 unidades.

Atualmente, uma zircónia altamente translúcida VITA YZ-Cerec (VITA

73

Zahnfabrik, Bad Sackingen, Alemanha) é utilizada para fabricar coroas individuais, subestruturas de várias unidades e restaurações dentárias totalmente anatómicas nas regiões anterior e posterior. Além disso, este sistema possui uma resistência à flexão de cerca de 1200 MPa e uma excelente refração da luz. O VITA YZ-Cerec apresentou uma discrepância marginal mínima com valores de espaço marginal significativamente menores antes da cimentação, quando comparado com os sistemas Digitising computer e Procera[1,28].

Podem ser utilizados pelo menos três materiais com este sistema:

Vita Mark II (VITA), Dicor MGC (DENTSPLY) e ProCad (Ivoclar0).

Vita Mark II contém sanidina (KAISi3O8) como fase cristalina principal numa matriz vítrea. Este facto é atribuível ao processo de sinterização industrial, bem como ao pequeno tamanho das partículas (uma média de 4gm) deste sistema cerâmico. Os blocos Vita. Mark II são feitos de materiais semelhantes às cerâmicas feldspáticas convencionais, mas produzidos num processo diferente, conhecido como moldagem por extrusão. Vita. Mark II é monocromático, mas está disponível em várias tonalidades. Os blocos mais recentes Vitablocs TriLuxe, Triluxe Forte e RealLife (Vita Zahnfabrik, Bad Sackingen, Alemanha) contêm camadas de várias tonalidades e oferecem um gradiente de cor e translucidez. Estes materiais cerâmicos feldspáticos têm excelentes propriedades estéticas e têm sido recomendados para utilização no fabrico de facetas, inlays/onlays e restaurações anteriores simples. No entanto, o material não é considerado suficientemente forte para áreas posteriores de suporte de carga.

O Dicor MGC é uma cerâmica vítrea maquinável à base de mica semelhante ao Dicor, com a exceção da técnica de fabrico. Este material contém 70 por cento em volume de fase cristalina, o que lhe confere propriedades mecânicas superiores[5].

ProCad é uma cerâmica contendo leucite concebida para efetuar restaurações maquinadas[10,11]. Está disponível em várias tonalidades, incluindo uma tonalidade branqueada e uma linha de bloqueio estética[28].

Procedimento básico:

O fabrico de uma restauração CEREC inclui várias etapas:

1   A preparação do dente segue as directrizes típicas da cerâmica pura.

2   Revestir a preparação com pó opaco.

3   . Efetuar a imagem do preparo com o scanner ótico, alinhando a câmara com a trajetória de inserção da restauração. Quando se obtém a melhor imagem, esta é guardada no computador.

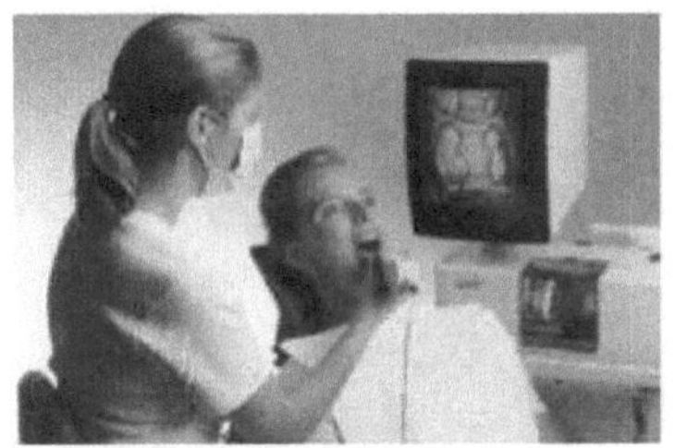 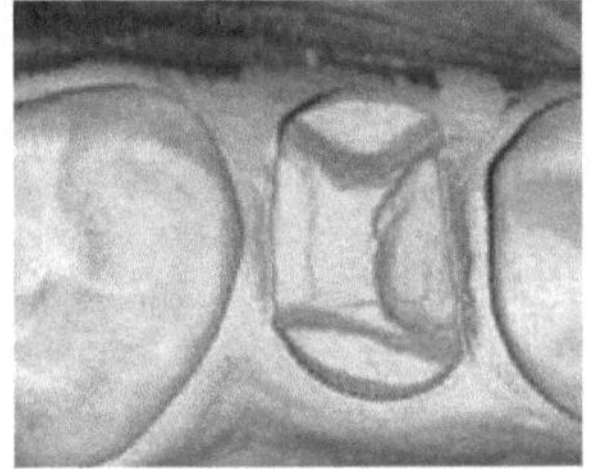

IMPRESSÃO ÓPTICA DE UMA PREPARAÇÃO EM PÓ

4. identificar e marcar as margens e os contornos no ecrã do computador. O programa informático ajuda-o nesta etapa.

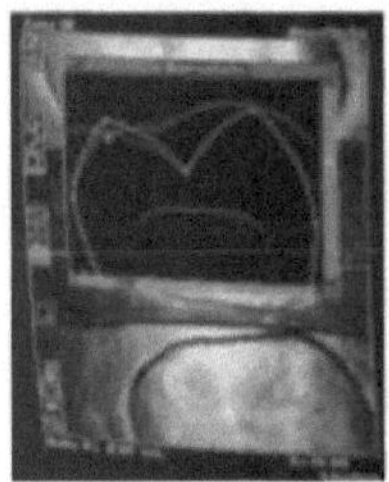 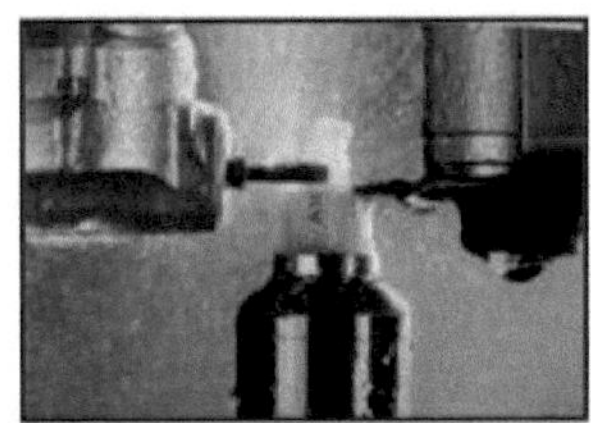

CONCEPÇÃO NA MÁQUINA DE FRESAR POR COMPUTADOR

5. inserir o bloco cerâmico de cor adequada na máquina de fresagem. O tempo de fabrico de uma coroa é de cerca de 20 minutos. A caraterização adicional é conseguida com corantes.

6. experimentar a restauração na boca, condicionar, silanatar e colocá-la no sítio[26].

CEREC INLAB

O sistema inLab foi concebido especificamente para aplicações laboratoriais. A ideia é utilizar os processos de fabrico rápido da CEREC para produzir "copings" de coroas e "estruturas" de pontes. Após a fresagem da subestrutura, o técnico infiltra vidro na estrutura pré-sinterizada e, em seguida, constrói a restauração final com um procedimento tradicional de empilhamento de porcelana com a porcelana VITADUR Alpa.

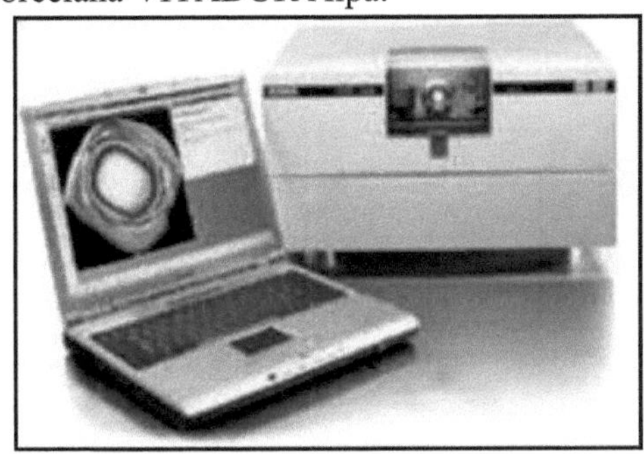

Cerec inLab

Vantagens do cerec In Lab:
•   A infiltração da subestrutura com vidro pode ser efectuada com quatro cores.
Não é necessário opacificação.
•   O sistema de varrimento a laser é mais preciso do que os sistemas
mecânicos.
A vasta gama de indicações do CEREC inLab':
1. Enfrentar, enquadramentos, pontes.
2. Inlays, onlays, Crown.
Vantagens do sistema Cerec:
1. Estética natural: excelente combinação de cores devido à sua cor e
translucidez semelhantes às do esmalte.
2. Estética duradoura porque a cerâmica é resistente ao ambiente oral.
3. Qualidade óptima do material, uma vez que é controlada pelo fabricante e
não é posteriormente alterada por condições que variam de prática para prática e
de laboratório para laboratório.
4. Não é necessário o envidraçamento e os inlays/onlays Cerec podem ser
facilmente polidos.
5. A abrasão dos tecidos dentários duros do dente oposto é mínima devido à
homogeneidade do material e a sua abrasão não excede a das resinas compostas
posteriores convencionais e híbridas.
6. Elevada estabilidade durante a mastigação devido à ligação adesiva micro-
retentiva entre a porcelana gravada e silanizada, o cimento de resina composta e
o esmalte gravado.
7. Pensa-se que é uma alternativa às restaurações metálicas em dentes
posteriores devido à sua elevada resistência à abrasão e boa adaptação marginal.
8. Os inlays/onlays Cerec são uma alternativa às coroas completas: os tecidos
dentários duros não são desnecessariamente removidos para colocar coroas
completas.
Vantagens do sistema Cerec em relação às restaurações indirectas
convencionais:
1. Um ou mais inlays ou onlays, preparados com material de alta qualidade,
podem ser colocados numa única visita.
2. A moldagem convencional é substituída pela digitalização ótica
tridimensional.
3. Já não são necessários moldes, cera, revestimento, fundição e cozedura.
4. As correcções podem ser imediatamente efectuadas no ecrã e as etapas

laboratoriais podem ser repetidas várias vezes.

5. O carácter móvel de todo o sistema permite um fácil transporte de um consultório dentário para outro.

6. Não é necessário construir e colocar restaurações provisórias, pelo que se poupa tempo e se reduzem os custos.

7. Os pacientes já não necessitam de restaurações provisórias, que muitas vezes são funcionalmente inadequadas, têm uma fraca adaptação marginal gengival e podem não proporcionar um verdadeiro conforto ao paciente.

8. O número de anestésicos locais é reduzido a um mínimo absoluto.

Desvantagens do sistema Cerec em relação às restaurações indirectas convencionais:

1. Os custos iniciais para a aquisição da unidade Cerec são elevados.

2. É necessário investir tempo e dinheiro para aprender a dominar a técnica.

3. O contorno da superfície oclusal deve ainda ser efectuado por um médico.

4. Fenda marginal das restaurações Cerec, mas esta foi consideravelmente melhorada nas versões avançadas deste sistema.

5. Deve ter-se cuidado ao utilizar o sistema de restauração cerec com cerâmicas maquináveis para a restauração de dentes não vitais, uma vez que foi registada uma maior incidência de fracturas nesta categoria[29-30].

Cerec em procedimento laboratorial

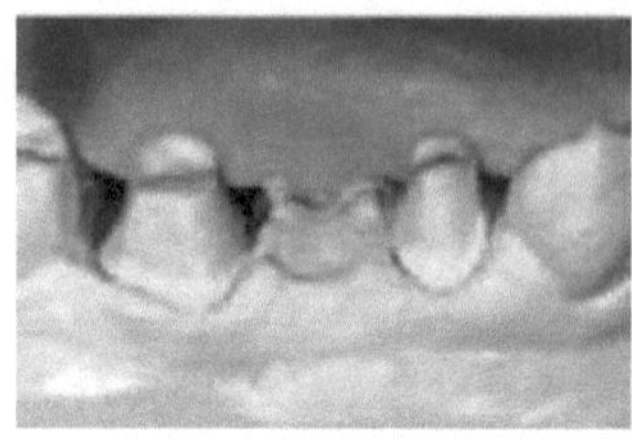

STONE MODEL

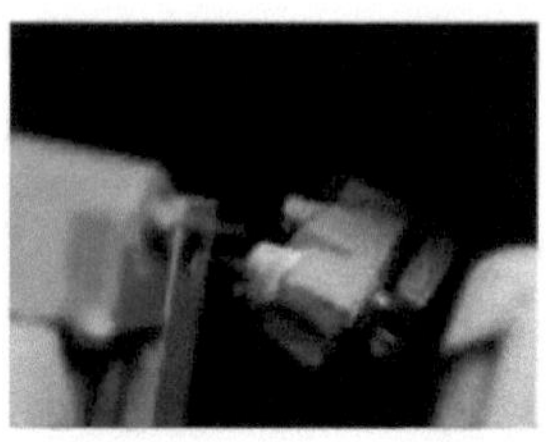

SCANNING OF THE PREPARATION

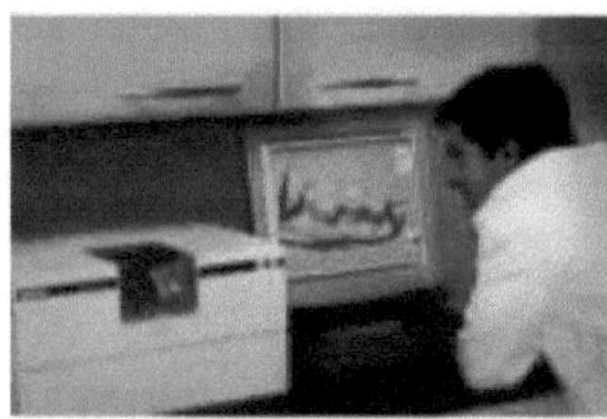

DESIGNING THE RESTORATION

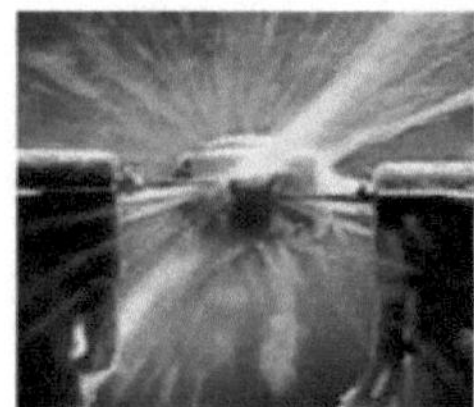

MILLING THE CORE

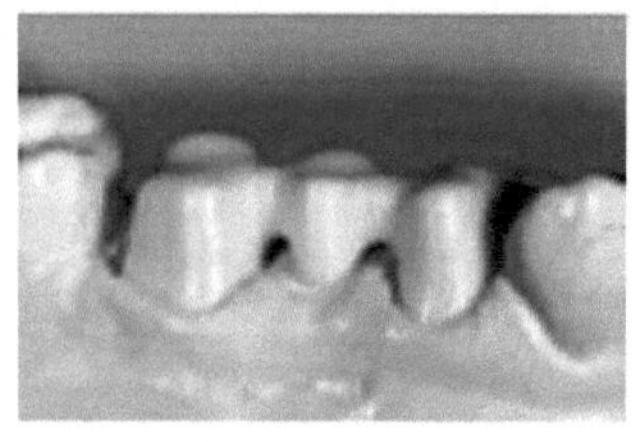

SINTERED FRAMEWORK

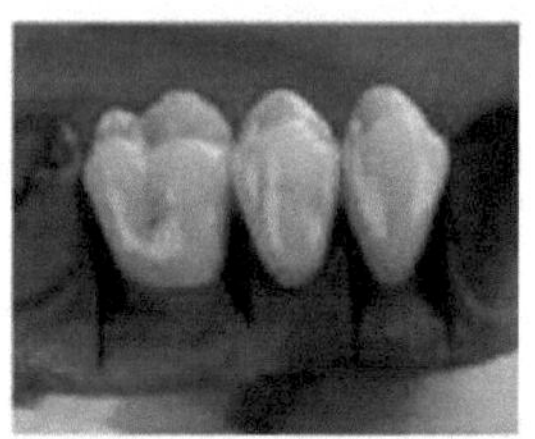

FINISHED BRIDGEWORK

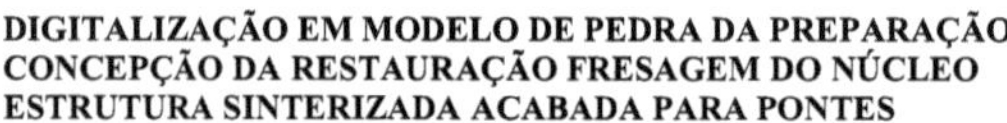

DIGITALIZAÇÃO EM MODELO DE PEDRA DA PREPARAÇÃO
CONCEPÇÃO DA RESTAURAÇÃO FRESAGEM DO NÚCLEO
ESTRUTURA SINTERIZADA ACABADA PARA PONTES

CELAY SISTEMA

SISTEMA CELAY

A técnica de fresagem é um aspeto central e importante da tecnologia CAD/CAM. A elevada precisão da fresagem reduz o tempo necessário para adaptar a peça de trabalho e proporciona restaurações com maior longevidade e aspeto estético. Trata-se de uma unidade muito pequena que consiste num digitalizador de contacto que "lê" a forma de um inlay de acrílico (fabricado diretamente na boca) e transfere diretamente essa forma para uma fresadora em miniatura. O sistema é semelhante a uma máquina de copiar chaves ou a uma máquina de pantógrafo. As restaurações neste sistema são fresadas a partir de peças pré-fabricadas de porcelana Vita e In Ceram de alta resistência, que têm propriedades físicas superiores às dos materiais utilizados com técnicas convencionais[1].

Utilizações:

Fabrica

- Inlays
- Onlays
- Facetas e
- Coroas de três quartos em cerâmica pura numa base de rotina.
- Uma adição posterior ao sistema Celay é a capacidade de fresar copings de coroas In Ceram e estruturas de pontes In Ceram de três unidades. A técnica é semelhante à utilizada para o fabrico de inlays, onlays e facetas.

Criação de padrões:

O Celay não utiliza desenho assistido por computador; em vez disso, utiliza padrões da restauração final fabricados a partir de impressões. O Celay tem duas possibilidades de recolha de impressões. Ambas as formas conduzem à construção do proinlay, um padrão exato da restauração final.

1. O método direto destina-se aos dentistas que pretendem tratar os pacientes numa única sessão e que executam este MCS sozinhos. Um material de impressão moldável e de precisão é moldado diretamente dentro da boca na

preparação da cavidade, onde é ajustado para oclusão, relações de contacto e integridade marginal. O material é então submetido a um processo de endurecimento antes de ser removido do dente para servir de modelo protótipo.

2. Em alternativa, o método indireto (com moldagem convencional em elastómero) foi concebido para um laboratório de pequena a média dimensão. O paciente necessita de duas sessões para ser tratado e quase sempre requer uma restauração provisória.

Fabrico do protótipo do restauro:

• Os Pro-inlays são fabricados a partir de um compósito de resina azul fotopolimerizável, diretamente na cavidade ou num molde de pedra no laboratório dentário.

• Para a produção de núcleos In Ceram fresados por cópia com o sistema Celay, foram aplicadas duas camadas de espaçador de matriz nas matrizes de trabalho. Os protótipos de coifas de resina foram modelados diretamente nos moldes de trabalho utilizando resina activada por luz (Celay Tech). As estruturas foram digitalizadas utilizando o sistema Celay e simultaneamente fresadas a partir de alumina sinterizada industrialmente[5].

Digitalização de dados:

A superfície externa do padrão é traçada mecanicamente com uma sonda, as dimensões são introduzidas no computador e processadas pelo software, sendo gerada uma restauração cerâmica.

Fresagem da restauração:

A máquina tem dois aspectos distintos. Numa metade da máquina, o modelo a ser copiado é centrado num suporte, onde é digitalizado manualmente. Uma segunda parte da máquina de fresagem contém uma turbina rotativa com várias ferramentas de corte. O protótipo é digitalizado manualmente com um sensor. Este sensor está diretamente ligado ao aspeto da fresa. Qualquer forma digitalizada é simultaneamente reproduzida em três dimensões num bloco de cerâmica pela turbina rotativa.

No sistema Celay, o tipo de blocos cerâmicos utilizados é semelhante aos disponíveis para o sistema CAD/CAM. Os blocos In-Ceram de alumina e spinell também podem ser utilizados para fabricar unidades individuais e múltiplas de núcleos In-Ceram para produzir coroas e pontes em cerâmica pura. A técnica de fresagem para o material In-Ceram é dramaticamente melhor do que para restaurações In-Ceram infiltradas com vidro. Este resultado deve-se ao tempo mais curto necessário para produzir próteses, eliminando o fabrico de deslizamento, reduzindo o ciclo de sinterização e diminuindo o tempo de infusão do vidro. O núcleo Celay necessita de 40 minutos para a infiltração de vidro, em comparação com as 4 horas necessárias para a prótese In-Ceram convencional. Hwang e Yang demonstraram que a resistência à fratura da prótese In-Ceram fresada por cópia é 10% superior à das restaurações In-Ceram convencionais infiltradas com vidro[28] .

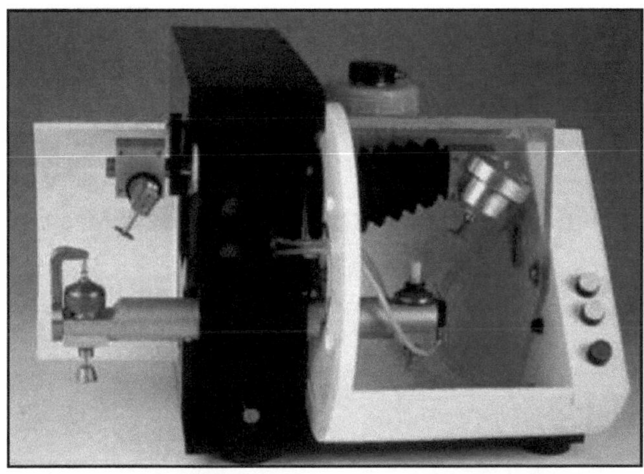

Fresadora

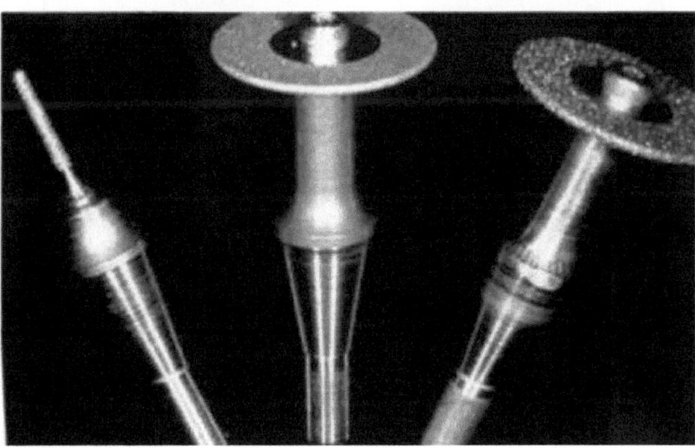

Ferramentas utilizadas no sistema celay

Etapas do fabrico de uma prótese utilizando o sistema celay

RESIN PROTOTYPE

SCANNING OF THE RESIN PROTOTYPE

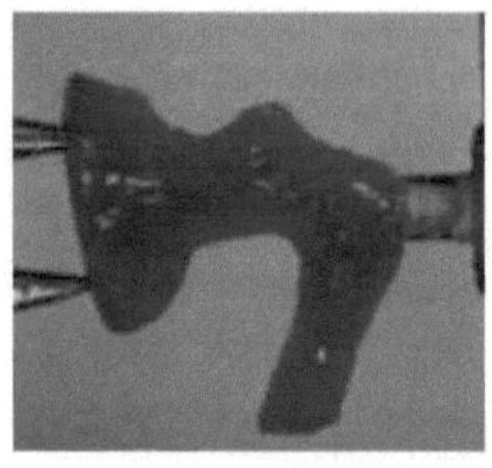

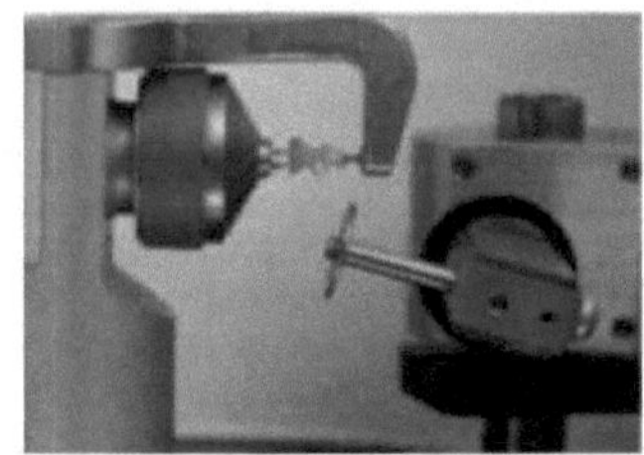

BLOCK IN PLACE

MILLING OF THE CERAMIC

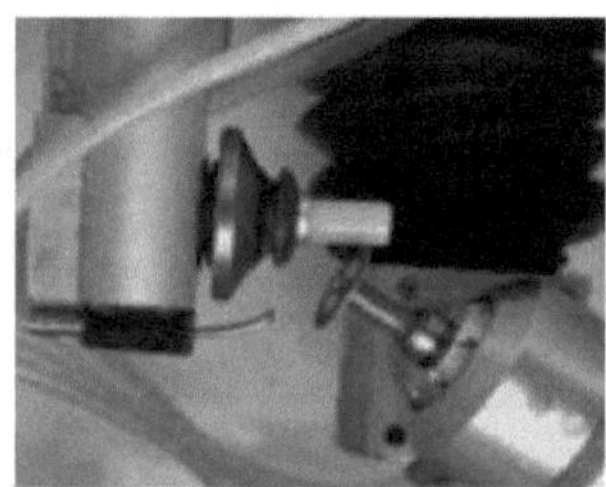

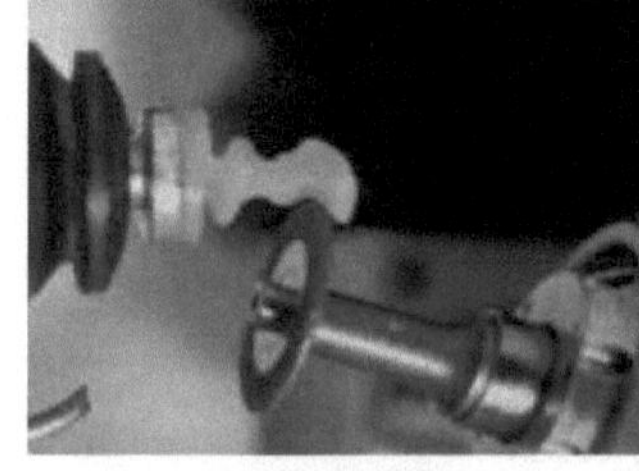

MILLED RESTORATION WITH THE RESIN PROTOTYPE

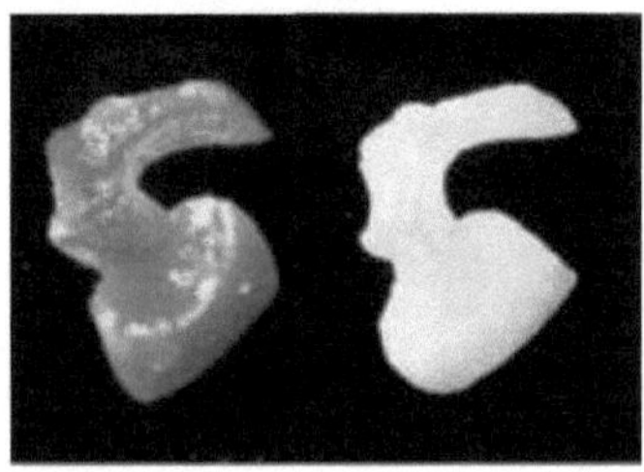

PROTÓTIPO DE RESINA DIGITALIZAÇÃO DO PROTÓTIPO DE RESINA
FRESAGEM EM BLOCO NO LOCAL DA CERÂMICA
RESTAURAÇÃO FRESADA COM O PROTÓTIPO DE RESINA

CICERO SISTEMA

SISTEMA CICERO

(CICERO - Sistema de Reconstrução de Coroa Integrado por Computador)

O método CICERO de fabrico de coroas consiste na digitalização ótica de um molde de gesso, na conceção da construção da camada de coroa e, subsequentemente, na prensagem, sinterização e fresagem de camadas consecutivas de um material de núcleo à base de alumina de alta resistência e sombreado, uma camada de porcelana de dentina e uma camada final de porcelana incisal. O acabamento final é efectuado no laboratório de prótese dentária. O método CICERO permite a produção eficiente de restaurações em cerâmica pura sem comprometer a estética ou a função. Os primeiros conceitos técnicos do CICERO foram descritos por Denisson et al.

Elementos básicos do método de Cícero:

Com o método CICERO CAD/CAM, são produzidas coroas e inlays com diferentes camadas de cerâmica - como núcleo de alta alumina, dentina e porcelana incisal para uma resistência máxima e uma estética melhorada. Para um dente posterior, a preparação, a sua envolvente imediata e os antagonistas são digitalizados com um scanner rápido de superfície de traço laser. Em seguida, uma forma de coroa genérica computorizada é deformada para dar o máximo contacto dente a dente proximalmente e em oclusão cêntrica com os dentes opostos. A superfície oclusal da coroa matemática é deformada parametricamente para uma posição final das pontas das cúspides e das fossas. As relações dinâmicas de contacto oclusal, como a oclusão e a protrusão de trabalho e de equilíbrio, também são traduzidas num modelo matemático. Este modelo do complexo estomatognático é utilizado para ajustar a coroa de modo a evitar qualquer interferência durante os movimentos de mastigação. Finalmente, a coroa é fresada através de etapas consecutivas de sinterização e fresagem.

O objetivo básico da CICERO é a produção em massa de restaurações cerâmicas num único local de produção integrado. A atividade está direccionada para o fabrico rápido e personalizado de copings de alumina de alta resistência e coroas semi-acabadas a serem entregues a laboratórios dentários para colocação ou acabamento em porcelana.

Para manter o procedimento o mais simples possível, os criadores utilizaram coroas padrão de molares e pré-molares completos como modelo básico. A estratificação da coroa requer uma série de passos de produção. Para permitir as etapas subsequentes de sinterização e fresagem, o suporte refratário, no qual é preparado primeiro um negativo do interior da restauração, deve ter a capacidade de ser reposicionado de forma reprodutível na máquina de fresagem com elevada precisão. O conceito básico de reconstrução inclui: (1) cerâmica em camadas, realista; (2) uma superfície oclusal fresada com precisão; e (3) um núcleo cerâmico maquinado e de alta resistência[31-32] .

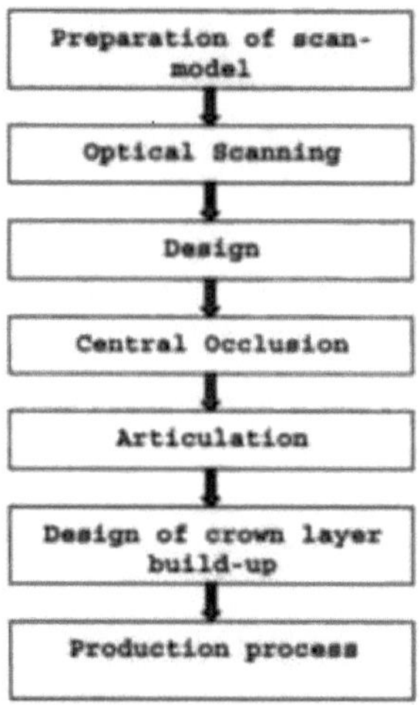

Etapas consecutivas envolvidas na sinterização e fresagem da coroa

Método Cicero - coroa totalmente em cerâmica

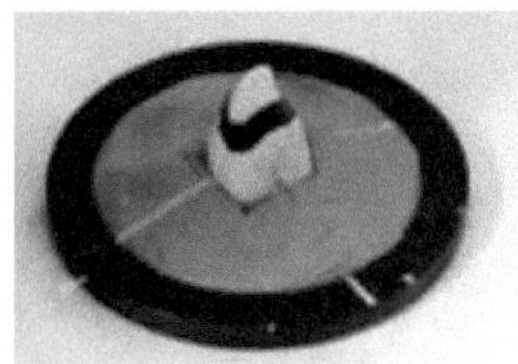

Optical Scanning

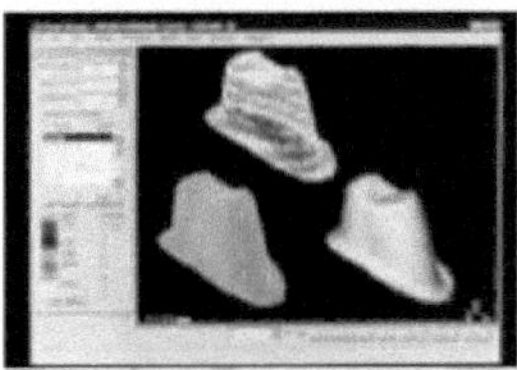

Computer graphic presentation of scanned die

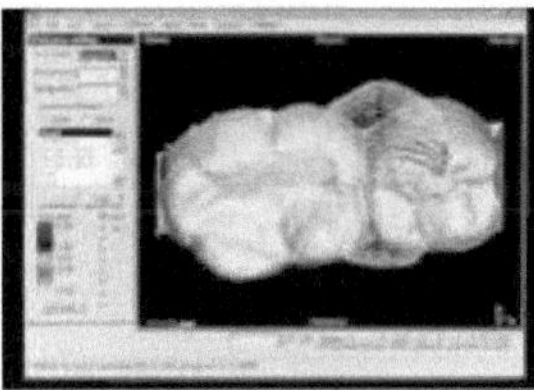

Designed crown in occlusion

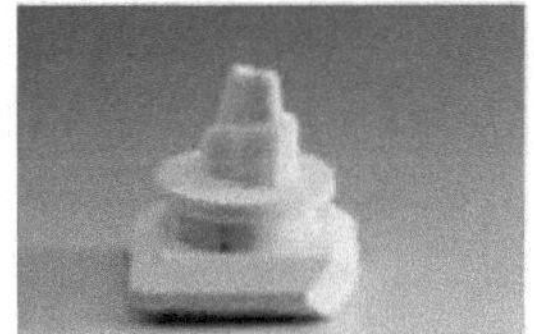

Prepared refractory block with negative
of inside of Crown

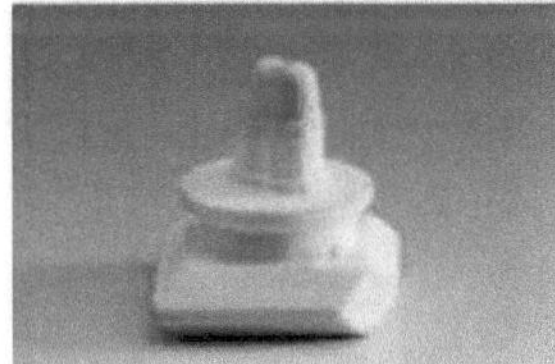

High-alumina core after final sintering

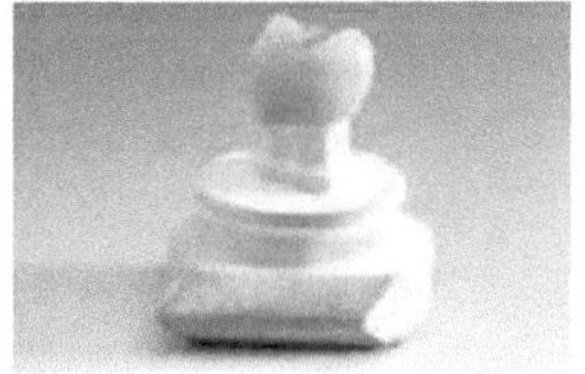

CICERO crown after autoglaze

Digitalização ótica Apresentação gráfica por computador do coto digitalizado
Coroa desenhada em oclusão Bloco refratário preparado com negativo do interior da coroa
Núcleo de alta alumina após sinterização final Coroa CICERO após autoglaze

CERCON ZIRCONIA SISTEMA

SISTEMA CERCON ZIRCÓNIO

Utilizado para a produção de próteses à base de zircónio.

* Material: Zircónio estabilizado com ítria.
* Utilização recomendada: Coroas unitárias anteriores ou posteriores e pontes multi-unidades.
* Processamento em laboratório: Fabrico assistido por computador (CAM) de zircónia pré-sinterizada.
* Propriedades: Resistência à Flexão>900MPa, Resistência à Fratura=9.0MPa.m0.5, VHN~1200, CTE~10.5 m/m/° C, a 500° C.
* Estética: Soluções de restauração inerentemente translúcidas e sem metal para toda a boca.
* Colocação: Cimentação convencional ou colagem adesiva.

Procedimento:

O padrão de cera com uma espessura aproximada de 0,8 mm é feito a partir do modelo de dente preparado. O padrão de cera é mantido no lado esquerdo da máquina de fresagem e a peça em bruto de zircónia pré-sinterizada é fixada no lado direito da unidade. A peça em bruto é fresada num tamanho maior para compensar o encolhimento de 30% na sinterização subsequente (1350°c).

O tempo de processamento para a coroa de fresagem é de 35 minutos. Para uma FPD de 4 unidades, demora cerca de 80 minutos. A estrutura de zircónia é colocada no forno cercon e queimada a 1350°c durante 6 horas. A estrutura é então cortada e revestida com uma cerâmica de revestimento[33] .

Sistema de zircónio Cercon

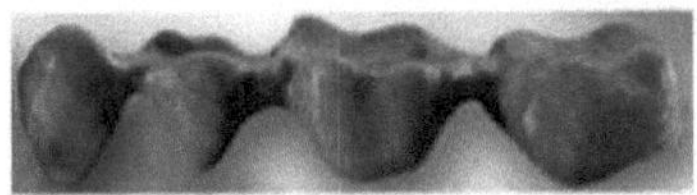

Wax model

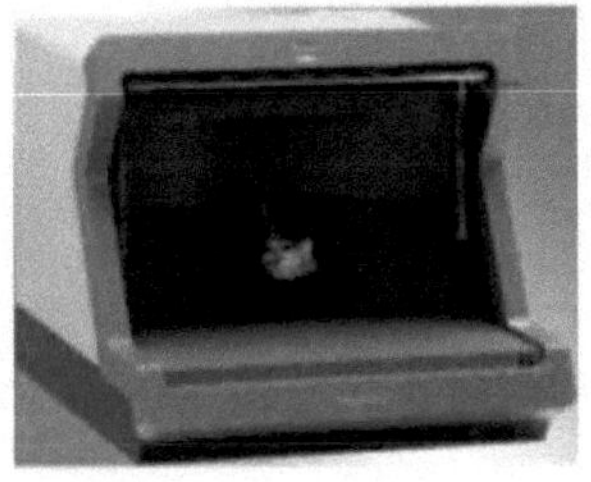

Scanning using cercon brain

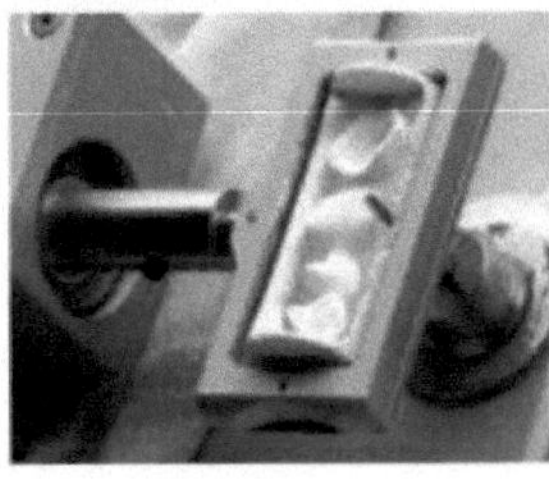

Milling

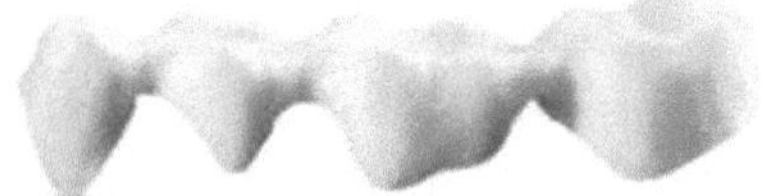

Sintered object

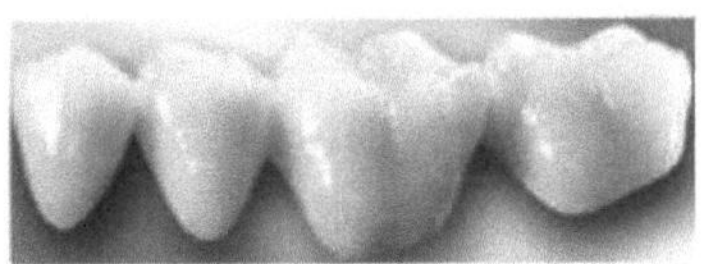

Final restoration

Modelo de cera
Digitalização com cercon brain Fresagem
O modelo da ceraO modelo da f
Objeto sinterizado
Restauro final

IPS e.max CAD e IPS e.max ZirCAD

O IPS e.max CAD é um bloco de cerâmica vítrea de dissilicato de lítio, que é fabricado num processo inovador e, depois, processado por técnicos dentários num passo intermediário. Nesta fase cristalina, o bloco já exibe uma excecional homogeneidade e está pronto para ser fresado numa unidade CAD/CAM. As cores características e marcantes do IPS e.max CAD vão desde o branco e o azul até o cinza-azulado. Depois que os blocos azuis de IPS e.max CAD foram fresados, o material sofre um processo de cristalização num forno cerâmico convencional.

Ao contrário de várias outras cerâmicas CAD/CAM, este material não sofre retração ou processos de infiltração complexos durante o período de cristalização de quase 30 minutos. Neste processo, a cerâmica de vidro recebe a sua resistência final de 370-460 Mpa e as suas propriedades ópticas particulares. O IPS e.max CAD é usado para fabricar copings para dentes individuais, na região anterior e posterior, assim como estruturas de pontes anteriores de três elementos. Estas estruturas também são revestidas com IPS e.max Ceram.

IPS e.max ZirCAD é um bloco de óxido de zircónio parcialmente sinterizado, que é parcialmente estabilizado com óxido de ítrio. Ele demonstra valores de resistência muito altos, de 900 MPa. Neste estado de "giz", o material é fácil de ser fresado num dispositivo CAD/CAM. Durante o processo de sinterização no forno de alta temperatura, as estruturas fresadas encolhem até ao seu tamanho final. Neste passo, elas adquirem a típica alta resistência à fratura em combinação com alta tenacidade à fratura, o que lhes permite suportar as altas forças de mastigação na região posterior. Subseqüentemente, o IPS e.max ZirPress é pressionado sobre as estruturas e/ou o IPS e.max é usado para aplicar as facetas[24,34-35] .

RESINA VINCULADO CERÂMICA

CERÂMICAS RESINADAS

O desempenho das restaurações em cerâmica pura foi melhorado com a utilização da ligação de resina. Esta técnica foi inicialmente concebida para a técnica de facetas laminadas de porcelana e tem sido aplicada a outras restaurações de cerâmica. A técnica utiliza ácido fluorídrico ou um substituto menos tóxico para condicionar a cerâmica e um agente de acoplamento de silano para unir um agente de cimentação de resina à cerâmica. O condicionamento ácido com soluções de ácido fluorídrico (HF) ou bifluoreto de amónio pode obter uma textura e rugosidade de superfície adequadas. A matriz vítrea é removida seletivamente e as estruturas cristalinas são expostas. As soluções de HF entre 2,5% e 10% aplicadas durante 2 a 3 minutos parecem ser as mais bem sucedidas. O número, tamanho e distribuição dos cristais de leucite influenciam a formação de microporosidades que o condicionamento ácido cria.

A aplicação de um agente de acoplamento de silano à superfície cerâmica prétratada proporciona uma ligação química covalente e de hidrogénio e é um fator importante para uma ligação suficiente da resina à cerâmica à base de sílica. Os silanos são moléculas bifuncionais que ligam o dióxido de silicone aos grupos OH da superfície cerâmica. Também têm um grupo funcional degradável que copolimeriza com a matriz orgânica da resina. Os agentes de acoplamento de silano contêm normalmente um acoplador de silano e um ácido fraco, o que melhora a formação de ligações de siloxano. A silanização também aumenta a molhabilidade da superfície cerâmica.

O agente de cimentação é colado ao esmalte após o condicionamento com ácido fosfórico, tal como acontece com as próteses fixas fixadas com resina, e colado à dentina com um agente de ligação à dentina.

A ligação de resina não parece melhorar a resistência à fratura dos materiais de núcleo de alumina de alta resistência, como o In-Ceram e o Procera. No entanto, para as cerâmicas feldspáticas e reforçadas com leucite, a ligação de resina é atualmente o procedimento recomendado e é também amplamente utilizada para a cimentação de inlays e onlays cerâmicos.

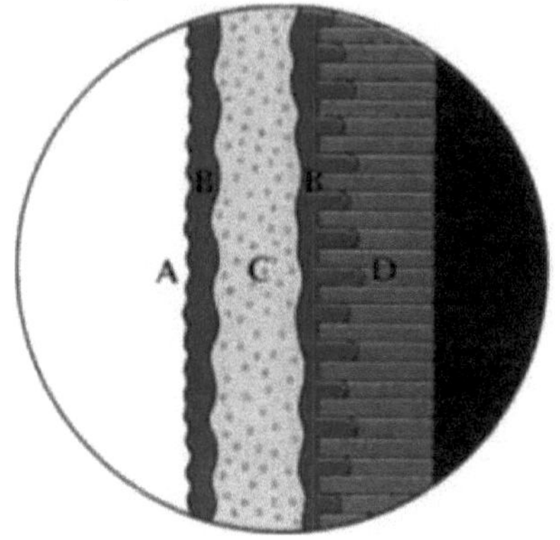

Esquema da técnica de ligação de resina.
A, Superfície cerâmica (gravada e silanizada). B, Resina não preenchida.
C, Agente de cimentação em resina. D, Esmalte gravado.

Gravura e silanização do restauro:

1. apoiar a restauração em cera macia com a superfície de encaixe para cima.

2   Aplicar uma camada de 1 mm de gel de gravura apenas na superfície do acessório.

3   . O tempo de condicionamento depende do material cerâmico. A porcelana feldspática é normalmente condicionada durante 5 minutos.

4   Lavar cuidadosamente o gel com água corrente. O gel é muito cáustico; não deve entrar em contacto com a pele ou os olhos.

5   . Continuar a enxaguar até que toda a cor do gel tenha sido removida.

6   Secar a cerâmica com ar isento de óleo. Recomenda-se a utilização de um secador de cabelo para evitar que a cerâmica fique contaminada.

7   . Aplicar o silano de acordo com as recomendações do fabricante. Alguns fabricantes recomendam um agente de acoplamento de silano curado a quente para aumentar a força de ligação, em vez de um silano ativado quimicamente. A cura pelo calor é normalmente efectuada pelo laboratório, e deve ter-se o cuidado de limpar cuidadosamente a superfície do encaixe com álcool antes da cimentação[36-37] .

Facetas laminadas de porcelana

A restauração de dentes anteriores inestéticos sempre foi um problema, envolvendo grandes quantidades de estrutura dentária sólida, com efeitos adversos na polpa e na gengiva. As facetas laminadas são uma alternativa conservadora às restaurações de cobertura total para melhorar o aspeto dos dentes anteriores e evoluíram ao longo das últimas décadas para se tornarem a restauração mais popular da medicina dentária estética. As qualidades estéticas e mecânicas e a biocompatibilidade da porcelana, a preservação da estrutura dentária, a durabilidade e fiabilidade do tratamento e a resistência melhorada da ligação fizeram das facetas um tratamento recomendado pelo dentista e um tratamento solicitado por muitos pacientes. A utilização da técnica de mock up de diagnóstico intra-oral durante a preparação do dente proporciona a oportunidade de obter uma redução controlada necessária para preparações de facetas conservadoras. O objetivo de qualquer restauração com colagem é manter a preparação do dente em esmalte, de modo a obter uma restauração com colagem óptima.

1. Vantagens:

a) Melhor estética (cor, translucidez, textura, vitalidade)

b) Durabilidade (força, resistência à abrasão, estabilidade da cor/resistência às manchas)

c) Biocompatibilidade (excelente resposta dos tecidos, menor acumulação de placa)

d) Força de ligação (porcelana gravada para esmalte gravado é mais forte do que qualquer outro sistema de revestimento)

2. Desvantagens:

a) É necessária uma preparação dentária

b) Tempo / Custo

i) a técnica indireta requer duas consultas

ii) taxa de laboratório

iii) materiais de impressão

iv) técnica difícil

c) Margens de resina (ainda um elo fraco quando se considera a longevidade no ambiente oral)

d) Potencial abrasivo da porcelana na dentição oposta

3. Indicações para a utilização de facetas de porcelana:

a) Descolorações extremas nos dentes anteriores, que incluem manchas de tetraciclina, fluorose, dentes desvitalizados e dentes escurecidos pela idade, que não são conducentes ao branqueamento.

b) Os pequenos defeitos do esmalte, como as fissuras, podem ser disfarçados por facetas.

c) Os diastemas e os espaçamentos múltiplos entre os dentes são melhor tratados com facetas laminadas.

d) Os laminados podem ainda ser utilizados para restaurar a atrição localizada e a sensibilidade radicular devido à exposição cementária.

e) Uma restauração de cerâmica metálica ou de cerâmica pura funcionalmente correcta com uma cor insatisfatória pode ser reparada com facetas.

f) Dentes mal posicionados e anomalias de forma: Os dentes laterais e os dentes rodados podem ser esteticamente restaurados com facetas de porcelana.

4. Contra-indicações para a utilização de facetas de porcelana:

a) As restaurações de cobertura total são preferíveis às facetas em caso de estrutura dentária coronal insuficiente. Os dentes fracturados, com mais de um terço de perda de estrutura dentária, são um mau caso para facetas.

b) Os dentes em erupção ativa não devem ser submetidos a facetas.

c) Os pacientes com hábitos parafuncionais, como o bruxismo, dificilmente devem receber facetas.

d) Os dentes tratados endodonticamente também não são recomendados para facetas, uma vez que apresentam uma superfície pouco recetiva para a colagem, sendo indicadas restaurações de cobertura total.

5. Seleção de casos para Facetas Laminadas de Porcelana:

• Uma relação oclusal estática e dinâmica é uma preocupação primordial nos doentes que recebem facetas. Uma vez que o modo habitual de falha é a fratura nos bordos incisais, as pontas incisais devem ser colocadas de forma a não contactarem com a dentição oposta em posição de repouso.

• Tal como qualquer outra restauração, um periodonto saudável constitui uma base sólida sobre a qual assenta a restauração. Os respiradores bucais são considerados maus candidatos para facetas.

• O grau de descoloração dos dentes, juntamente com a extensão da lesão de cárie pré-existente e as restaurações, se existirem, devem ser examinados antes do tratamento. A ausência de esmalte ou uma restauração de grandes dimensões que não permita uma superfície adequada para a colagem torna os dentes novamente num mau candidato para receber facetas.

• A atitude e a motivação do doente para a manutenção tornam o tratamento mais bem sucedido.

• Os hábitos orais, como roer as unhas, devem ser corrigidos antes do início do tratamento para evitar o stress de cisalhamento na cerâmica após a cimentação das facetas.

6. Todos os sistemas cerâmicos utilizados para facetas laminadas de porcelana:

• Cerâmica convencional.

• Cerâmicas moldáveis.

• Cerâmica maquinável.

- Cerâmica prensável.
- Cerâmica infiltrada.

7. Seleção de tonalidades:

Pode ser selecionada uma cor de menor croma e maior valor. Isto dá ao dentista latitude e permite um ligeiro escurecimento atribuível ao aumento da translucidez com a polimerização do cimento de cimentação composto. O aumento da espessura da porcelana faz com que as guias de cor convencionais, como a guia de cor vita porcelain, não sejam ideais para facetas.

8. Preparação dos dentes:

Dois princípios principais regem os sons da preparação dos dentes:
- A preparação deve ser conservadora e
- A retenção é feita exclusivamente por adesão e não por preparação dentária.

9. Tipos de preparação:

Existem três tipos diferentes de preparação:
- Tipo 1: Preparação para lentes de contacto em que a preparação não cobre os bordos incisais.
- Tipo 2: Preparo clássico ou convencional, que é normalmente utilizado pelos profissionais. Aqui, o preparo cobre a borda incisal e termina lingualmente.
- Tipo 3: Preparação envolvente, que é quase semelhante à das preparações de cobertura total, que é indicada para cor e contorno extensos.

10. Armamentarium : Inclui:

- Uma fresa de profundidade diamantada com um diâmetro de disco de 1 mm
- Outra fresa de profundidade com um diâmetro de roda de 1,6 mm
- Uma broca redonda
- Uma broca cónica de extremidade redonda
- Brocas de diamante para acabamento, e
- Peça de mão Airotor.

11. Procedimento:

- **Redução facial:** Uma vez que a quantidade de esmalte diminui na junção cemento-esmalte, alguns dentes permitem uma menor redução na linha de acabamento gengival para um padrão de 0,3 mm e a redução na metade incisal e no bordo incisal para um padrão de 0,5 mm. As duas brocas de corte de diamante com diâmetros de 1,6 mm e 1,0 mm criam as ranhuras de orientação de profundidade exacta e a estrutura dentária restante é removida com um diamante cónico de extremidade redonda. A ponta do diamante estabelece uma linha de acabamento ligeiramente chanfrada na gengiva.
- **Redução proximal:** A extensão proximal é apenas uma continuação da redução facial com o diamante cónico de extremidade redonda. Recomenda-se

uma redução adequada no ângulo da linha e evita-se uma linha de acabamento irregular, mantendo a broca paralela ao longo eixo dos dentes.

• **Redução incisal:** Existem duas técnicas para a colocação da linha de acabamento incisal. Aquela em que terminamos a nossa preparação no bordo incisal e a segunda técnica em que os bordos incisais são ligeiramente reduzidos e a porcelana se sobrepõe aos bordos incisais. Como a porcelana é mais forte em compressão do que em tensão, a preparação envolvente colocará as facetas em compressão e proporcionará melhores resultados. As brocas de diamante de várias rodas são utilizadas para criar ranhuras de orientação com 0,5 mm de profundidade no bordo incisal e a estrutura dentária restante é removida com um diamante cónico de extremidade redonda.

• **Redução lingual:** A linha de acabamento lingual é criada por um diamante cónico de extremidade redonda, mantendo a broca paralela à superfície lingual e formando um ligeiro chanfro de 0,5 mm de profundidade. Além disso, a linha de acabamento lingual depende da espessura dos dentes e da oclusão do paciente. O acabamento é efectuado posteriormente.

12. *Restauração provisória:*

As restaurações provisórias para facetas podem não ser essenciais, uma vez que não há exposição da dentina e os contactos proximais são mantidos. Na maioria das vezes, pode ser necessário para o paciente manter os seus compromissos sociais e se os contactos proximais forem quebrados. Os dois métodos de provisionalização incluem o método direto, utilizando resina composta com prurido no ponto central e resina acrílica autopolimerizável, e o método indireto, após o fabrico do molde.

13. *Procedimentos laboratoriais:*

Deve ser efectuada uma boa comunicação com o laboratório, com prescrição laboratorial, modelos de pré-tratamento, fotografias dos dentes e impressões precisas. As técnicas de fabrico em laboratório incluem:
• Técnica de folha de platina
• Técnica de matrizes refractárias e
• Conceção assistida por computador - fresagem com fabrico assistido por computador.

O ácido fluorídrico é aplicado na superfície de encaixe após o fabrico, o que proporciona uma força de ligação ao dissolver parcialmente a matriz vítrea da porcelana. A aparência de nevoeiro é notada para o prurido adequado e as facetas gravadas não são colocadas de volta no molde mestre para evitar contaminação e não comprometer a força de ligação.

14. *Tentativa de folheado:*

As três etapas principais do procedimento de prova incluem:

• Prova a seco para ajuste marginal, em que é colocado um cordão de retração para evitar a humidade ou hemorragia sulcular e cada faceta é provada na superfície seca do dente para verificar a precisão marginal.

• Prova húmida para avaliação da adaptação proximal, em que a superfície com prurido com glicerina solúvel em água para minimizar o deslocamento vertical é experimentada com todos os dentes juntos para avaliação da adaptação proximal.

• O teste do cimento resinoso é efectuado para a correspondência de cores e, se a cor for aceitável, a cimentação decorre sem problemas. Se as facetas forem mais claras do que a cor pretendida, recomenda-se um cimento resinoso mais escuro ou aproximadamente do mesmo grau. Se for mais escuro do que a tonalidade pretendida, recomenda-se uma parte de cimento resinoso opaco claro e 10 partes de cimento resinoso translúcido claro.

15. Cimentação:

A escolha do cimento resinoso é feita de acordo com a cor das facetas e a cimentação é seguida de uma retração adequada para evitar o controlo da humidade e a contaminação. Os folheados enrolados incisalmente requerem primeiro uma pressão facial e depois uma pressão gengival direccionada para um assentamento completo. O excesso de compósito nas margens é removido cuidadosamente e todo o laminado é curado durante 1,5-2 minutos, dependendo da espessura, cor e opacidade do laminado. Utiliza-se um grão fino para remover qualquer excesso de cimento e o polimento final é efectuado com pastas de polimento diamantadas. O paciente deve ser aconselhado a evitar alimentos muito coloridos, chá ou café, alimentos duros e temperaturas extremas durante mais 72-96 h.[38-39] .

CAPÍTULO 5

LADO EFEITOS DE DENTAL CERÂMICA

EFEITOS SECUNDÁRIOS (RISCOS) DAS CERÂMICAS DENTÁRIAS

As cerâmicas dentárias são compostas principalmente por materiais que são geralmente considerados inertes. No entanto, as cerâmicas representam alguns riscos para o dentista, para o técnico de laboratório e até para o paciente.

Efeitos secundários para o técnico de laboratório e o dentista:

A exposição prolongada a poeiras inorgânicas de porcelana finamente divididas provoca a silicose, uma doença pulmonar fibrótica semelhante à tuberculose ou à sarcoidose, que afecta os trabalhadores expostos a poeiras siliciosas na indústria cerâmica. A silicose foi também assinalada como um risco no ambiente dos laboratórios dentários, tendo sido registados vários casos de silicose e outras doenças pulmonares relacionadas com poeiras (pneumoconioses).

Efeitos secundários para o doente:

A exposição do doente a poeiras de sílica é provavelmente pouco significativa. No entanto, qualquer poeira gerada durante a retificação intra-oral ou qualquer material silicioso inadvertidamente introduzido no tecido tem o potencial de provocar uma resposta adversa.

Desgaste de dentes opostos:

Um dos efeitos adversos mais reconhecidos das porcelanas dentárias é a sua tendência para desgastar a estrutura dentária oposta. Este efeito pode ser exacerbado por dissolução da superfície lisa e vidrada, deixando uma superfície mais áspera e abrasiva.

Reacções localizadas nos tecidos:

Os potenciais efeitos adversos são granulomas de sílica e sequelas adversas atribuíveis a componentes da porcelana, incluindo agentes fluorescentes.

Granulomas de sílica:

Foram registados vários casos de granulomas de sílica em que foram implantados nos tecidos materiais contendo sílica. Pensa-se que a etiologia dos granulomas de sílica seja uma reação de hipersensibilidade de tipo retardado (tipo IV de Coombs) ou uma reação não alérgica de corpo estranho a uma substância coloidal.

Agentes fluorescentes:

O óxido de urânio foi o primeiro agente fluorescente adicionado à porcelana dentária para imitar a fluorescência da estrutura dentária natural. Foi identificado como um possível risco radiológico. Outros agentes fluorescentes que são utilizados nas porcelanas dentárias incluem o óxido de cério, o óxido de térbio, o óxido de samário, o óxido de disprósio e o óxido de rubídio. O isótopo do cério é o $58Ce^{142}$, que representa 11,08% do cério natural e é radioativo (emissor de partículas), com uma semi-vida de $5x\ 10^{15}$ anos.

Efeitos sistémicos:

Existem duas possibilidades principais no que diz respeito aos efeitos sistémicos das porcelanas dentárias:

(1) Lixiviação de material silicioso com formação de sílica coloidal e de um granuloma de sílica num local distante, e

(2) lixiviação de agentes fluorescentes, pigmentos de terras raras, opacificadores e outros ingredientes, com possíveis efeitos sistémicos adversos.

Efeitos das deficiências materiais:

Redução de dentes:

As restaurações de cerâmica dentária, em geral, requerem uma redução substancial do dente para fornecer o volume de material necessário para a translucidez e as propriedades ópticas associadas a uma estética óptima. Nas restaurações em cerâmica pura, a redução também é necessária para fornecer o volume de material necessário para uma resistência adequada da restauração. Este requisito é um efeito secundário indesejável das deficiências materiais das cerâmicas, particularmente a resistência e a tenacidade.

Fratura de materiais cerâmicos:

Devido à fragilidade inerente à cerâmica, as restaurações de cerâmica são propensas a fraturar durante o serviço quando sujeitas a cargas de impacto e outras tensões extrínsecas. Além disso, as tensões internas resultantes das incompatibilidades térmicas entre a porcelana e o metal também podem levar à fratura.

Efeitos indirectos dos procedimentos de restauração:

A colocação de uma restauração cerâmica implica necessariamente a utilização de outros materiais dentários, que devem ser considerados na avaliação da biocompatibilidade dos materiais cerâmicos - materiais de impressão, materiais de obturação provisória, cimentos dentários, etc. Quase todos estes materiais apresentam um certo grau de toxicidade. Alguns materiais de impressão contêm substâncias que podem ser classificadas como sensibilizadores fortes a extremos[40] .

REFERÊNCIAS

1 Sundaram R K, Verghese B, All Ceramic Materials in Dentistry: Passado, Presente e Futuro: Uma revisão, Jornal Internacional de Pesquisa Médica Contemporânea, fevereiro de 2020; 7: B8-B11.

2 Gregg A. Helvey, Classificação das cerâmicas dentárias: Inside Dentistry, abril de 2013; 62-80.

3 J. Robert Kelly, Raízes Históricas e Perspectivas Actuais: The Journal of Prosthetic Dentistry, 1996, 75: 18-32.

4 Babu P. J, Alla R K, Alluri V R, Datla S R, Konakanchi A. Dental Ceramics: Parte I - Uma visão geral da composição, estrutura e propriedades: American Journal of Materials Engineering and Technology, 2015, Vol. 3, No. 1, 13-18.

5 Datla S R, Alla R K, Alluri V R , Babu P. J, Konakanchi A. Dental Ceramics: Parte II - Avanços recentes em cerâmica dentária: American Journal of Materials Engineering and Technology, 2015, Vol. 3, No.2, 19-26.

6 Knosp H, Holliday R J, Corti C W, Gold in Dentistry: Ligas, Usos e Desempenho, Boletim do Ouro, setembro de 2003, 93-102.

7 Hein s, Geller W, The Platinum Foil Technique: History, Indication, Fabrication, and Adaptation, Quintessence of dental technology, Jan 2011, 1-15.

8 Gracis S, Thompson V P, Ferencz J L, Silva N R.F.A., Bonfante E A, A New Classification System for All- Ceramic and Ceramic- like Restorative Materials, The International Journal of Prosthodontics, 2015, Vol 28, No. 3, 227-235.

9 Shamnur S N, Doddamani S, All Ceramic Systems- An overview, CODS Journal, Sept 2013, Vol 5, Issue 2, 38-43.

10 Venu Gopal S, CAD - CAM e restaurações totalmente em cerâmica, tendências actuais e tecnologias emergentes: Uma revisão, Revista Internacional de Pesquisa Orofacial, julho-dezembro de 2017, Vol 2, Edição 2, 40-44.

11 Soratur SH, Cerâmica: Essentials of Dental Materials, Ist edition, 2002, Pages No. 282-301.

12 Manappallil J J, Dental Ceramics: Basic Dental Materials, 4th edition, 2016, Pages No. 479- 528.

13 Kaczmarek K, Konieczny B, Siarkiewicz P, Leniart A, Lukomska-Szymanska M, Skrzypek S e Lapinska B, Surface Characterization of Current Dental Ceramics Using Electron Microscope and Atomic Force Microscopic Techniques, Coatings 2022, 12, 122, Page No. 1-12. https://doi.org/10.339012081122.

14 Bajraktarova-Valjakova E., Korunoska- Stevkovska V., Kapusevska B., Gigovski N,. Bajraktarova-Misevska C., Grozdanov A., Contemporary Dental

Ceramic Materials, A Review: Composição química, propriedades físicas e mecânicas, indicações de uso: Acesso Aberto Maced J Med Sci. 2018 Sept 25; 6(9): 1742-1755.

15 Warreth A, Elkareimi Y, Restaurações totalmente em cerâmica: Uma revisão da literatura, Saudi Dental Journal (2020), https://doi.org/10.1016/ j.sdentj.2020.05.004, Página n.º 1-8.

16 Roberts H W, Berzins D W, Moore B. K, Charlton D G, Ligas de metal-cerâmica em medicina dentária: Uma revisão, Journal of Prosthodontics, 2009, 18, 188-194.

17 Anusavice K J, Dental Casting Alloys: Phyllips'Science of Dental Materials, 10th Edi., 1996, Página No.423-459.

18 Parameshwaran A, Karthikeyan K S, Sistemas Metalo-Cerâmicos - Considerações Técnicas e de Material: Materials in Restorative Dentistry, First Edi., 2001, Page No. 1-30.

19 McLaren E A, Modern Metal-Ceramic Restorations (Restaurações metalo-cerâmicas modernas): Inside dentistry, junho de 2006, Página 1-2.

20 Aslam A, Khan D A, Hassan S H, Ahmad B, Fratura de cerâmica em restaurações metalo-cerâmicas: A etiologia, Dental Update, maio de 2017, 44: Página n.º 448-456.

21 Hein S, Geller W, A Técnica da Folha de Platina: História, Indicação, Fabrico e Adaptação, QDT 2011, Página N.º 1-15.

22 Das R C, Patri G, Jalaluddin Md, Avanços recentes em materiais de porcelana: Uma espreitadela na manobra estética_. Jornal de Pesquisa e Avanço em Odontologia: 2016; 5:2:378-389.

23 Pereira RM, Ribas RG, Montanheiro TL, Schatkoski VM, Rodrigues KF, Kito LT, Campos TM, Bonfante EA, Gierthmuehlen PC, Spitznagel FA, Thim GP, Uma perspetiva de engenharia de cerâmicas aplicadas em reconstruções dentárias: Journal of Applied Oral Science, 2023;31:e20220421, 1-20. http://dx.doi.org/10.1590/1678-7757-2022-0421.

24 Brandt S, Winter A, Lauer H C, Kollmar F, Portscher-Kim S J, Romanos G E, IPS e.max for All-Ceramic Restorations: Clinical Survival and Success Rates of Full-Coverage Crowns and Fixed Partial Dentures: www.mdpi. com/j ournal/materials, Materials 2019, 12, 462; doi:10.3390/ma12030462, página n.º 1-10.

25 Zarone F, Mauro M I D, Ausiello P, Ruggiero G, Sorrentino R, Estado atual do dissilicato de lítio e da zircónia: uma revisão narrativa: BMC Oral Health, (2019) 19:134, Página 1-14.

26 Shenoy A, Shenoy N, Dental ceramics: An update, Journal of Conservative Dentistry, Out-Dez 2010, Vol 13 Issue 4, Page No. 195-203.

27 Brunton P A, Smith P, McCord J F, Wilson N H F, Coroas de cerâmica pura Procera: uma nova abordagem para um problema antigo? BRITISH DENTAL JOURNAL, 1999, Vol 186, NO. 9, Página No. 430-434.

28 Naji G A H, Omar R A, Yahya R, Uma visão geral do desenvolvimento e fortalecimento de materiais dentários totalmente cerâmicos: Biomedical & Pharmacology Journal, 2018. Vol. 11(3), P. 1553-1563.

29 MIYAZAKI T, HOTTA Y, KUNII J, KURIYAMA S, TAMAKI Y, Uma revisão do CAD/CAM dentário: estado atual e perspectivas futuras de 20 anos de experiência: Dental Materials Journal 2009; 28(1): 44 - 56.

30 Susic I, Travar M, Susic M, A aplicação da tecnologia CAD / CAM em Odontologia: Ideias Inovadoras em Ciência, 2016, Página 1-13.

31 Van der Zel J M, Vlaar S, De Ruiter W J, Davidson C, The CICERO system for CAD/CAM fabrication of full-ceramic crowns, TheJjournal of Prosthetic Dentistry: 2001; 85: 261-7.

32 Mantri S S, Bhasin A S, CAD/CAM EM RESTAURAÇÕES DENTAIS: AN OVERVIEW: Annals and Essences of Dentistry, julho - setembro de 2010, Vol. - II, Número 3, Página No.123-128.

33 POPA D, CONSTANTINIUC M, NEGUCIOIU M, CIOBOTEA L, CAMPIAN R S, CERCON- Smart Ceramics, From Theory To Practice: International Journal of Prosthetic Dentistry, 2015, Vol 5, Issue 1, Page No. 31-36.

34 Willard A, Gabriel Chu T - M, A ciência e a aplicação do IPS e.Max dental Cerâmica: Jornal de Ciências Médicas de Kaohsiung (2018), https://doi.Org/10.1016/j.kjms.2018.01.012, página n.º 1-5.

35 Zarone F, Di Mauro M I, Ausiello P, Ruggiero G, Sorrentino R, Estado atual do dissilicato de lítio e da zircónia: uma revisão narrativa; BMC Oral Health (2019) 19:134, Página N.º 1-14.

36 Blatz M B, DMD, Sadan A, Kern M, Colagem de resina-cerâmica: uma revisão da literatura: The Journal of Prosthetic Dentistry:2003, VOLUME 89 NÚMERO 3, Página N.º 268-276.

37 Bajraktarova-Valjakova E, Anita Grozdanov, Guguvcevski1 L, Korunoska-Stevkovska V, Kapusevska B, Gigovski N, Aneta Mijoska A, Bajraktarova-Misevska C, Acid Etching as Surface Treatment Method for Luting of GlassCeramic Restorations, part 1: Ácidos, protocolo de aplicação e eficácia do condicionamento ácido: Journal of Medical Sciences, março de 2018, 6(3):568-573. DOI: 10.3889/oamjms.2018.147.

38 Hari M, Poovani S, Facetas laminadas de porcelana: Uma revisão, Journal of Advanced Clinical & Research Insights (2017), 4, 187-190.

39 Jurado C A, Villalobos-Tinoco J, Tsujimoto A, Castro P, Torrealba Y, A

Arte da Redução Mínima de Dentes para a Restauração de Facetas, Jornal Europeu de Medicina Dentária Geral, 2020, Vol 9, Edição 1, Página N.º 45-52.
40 Mackert J R, Side-effects of Dental Ceramics, Adv Dent Res 1992,6:90-93.

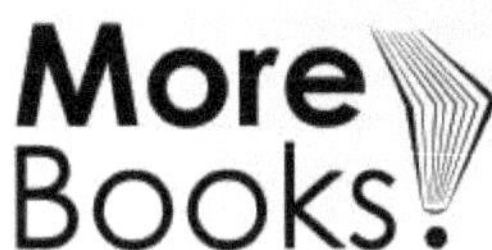

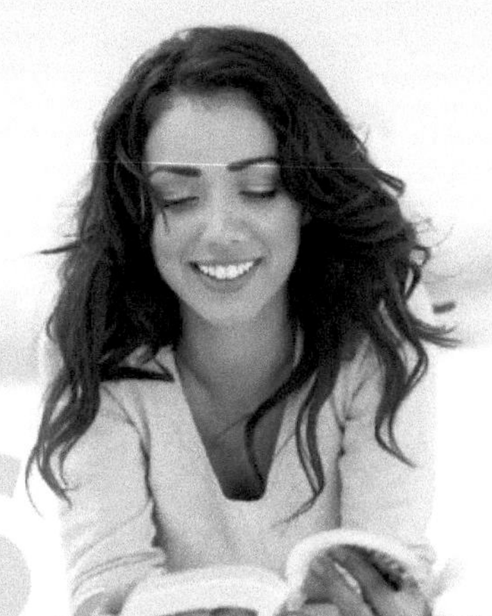

I want morebooks!

Buy your books fast and straightforward online - at one of world's fastest growing online book stores! Environmentally sound due to Print-on-Demand technologies.

Buy your books online at
www.morebooks.shop

Compre os seus livros mais rápido e diretamente na internet, em uma das livrarias on-line com o maior crescimento no mundo! Produção que protege o meio ambiente através das tecnologias de impressão sob demanda.

Compre os seus livros on-line em
www.morebooks.shop

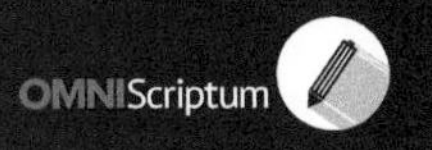

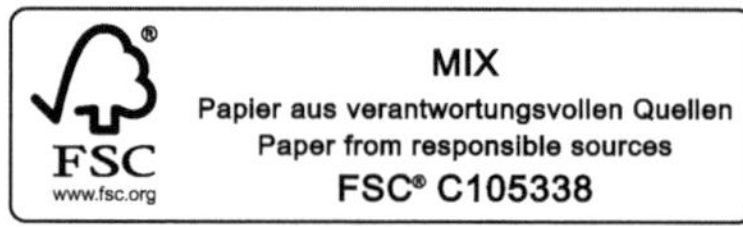

Printed by Books on Demand GmbH, Norderstedt / Germany